AF451850

MANUEL DE SANTÉ

TINTAMARRESQUE

DU

DOCTEUR VABONTRAIN

OU

COURS D'IDIOPATHIE

A L'USAGE DES GENS DU MONDE

Guérir par le rire.

Le Père HIPPOCRATE.

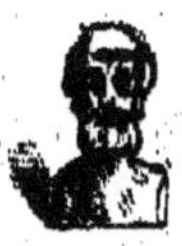

PARIS

L'AN DES VÉLOCIPÈDES

MDCCCLXIX

MANUEL DE SANTÉ

TINTAMARRESQUE

DU

DOCTEUR VABONTRAIN

OU

COURS D'IDIOPATHIE

A L'USAGE DES GENS DU MONDE

Guérir par le rire.

Le Père Hippocrate.

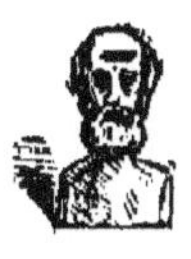

PARIS

L'AN DES VÉLOCIPÈDES

MDCCCLXIX

TOUS DROITS RÉSERVÉS.

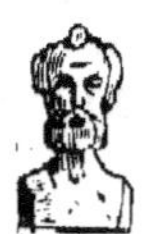

ATTENTION !

Ce nouvel ouvrage de l'inventeur des QUATRAINS DÉPU-
RATIFS, de la CREVALESCIÈRE, etc., etc., etc., est destiné à
faire une profonde sensation dans le monde médical.

L'auteur, n'appartenant à aucune coterie allopathique ou
homœopathique, s'est attaché, avant toute chose, à ne jamais
être du même avis que ses collègues. Profondément convaincu
que la raison et le sens commun n'ont rien à démêler avec la
médecine, il s'en est constamment écarté le plus qu'il a pu.
Donc, si les malades qui suivront son système ne reviennent
pas à la santé, ce sera à désespérer de la science en général,
et du hasard en particulier.

Maintenant, comme tout ce qui veut exister légalement ici-bas a besoin d'un nom, et que plus ce nom est ronflant, plus il en impose aux masses, le docteur Vaboutrain demande la permission de baptiser son nouveau système de médication :

L'IDIOPATHIE

du grec : *idiotès*, qui est dépourvu d'intelligence, et *pathè*, affection, maladie.

C'est-à-dire :

SYSTÈME MÉDICAL

qui consiste à guérir les maladies par des remèdes idiots.

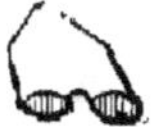

CHAPITRE Ier

PROLÉGOMÈNES

L'HYGIÈNE est l'art de conserver sa santé — dans le boral de la prudence. —

LA MÉDECINE est l'art de la perdre tout à fait quand elle n'est qu'un peu compromise.

Or, conserver une chose qu'on possède étant plus facile que de la retrouver une fois perdue, il est clair que l'HYGIÈNE doit être préférée à la MÉDECINE.

AXIOME

Tout homme qui n'est pas malade est bien portant.

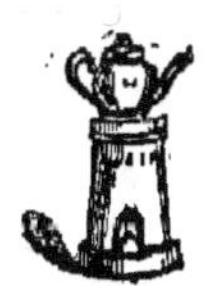

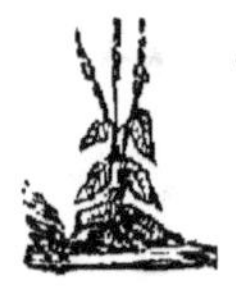

CHAPITRE II

PHYSIOLOGIE ANATOMIQUE ET COMPARÉE

Le corps de l'homme est une machine que le sommeil remonte toutes les nuits, pour vingt-quatre heures.

Mais, au rebours des horloges, que le fabricant garantit deux ans sur facture, la nature, en livrant un enfant à la société, ne le garantit même pas huit jours.

— Les matières apparentes du corps humain sont un composé de PEAU, de CHAIR et d'os.

La peau recouvre la chair, — et la chair recouvre les os.

Toutefois, chez les personnes excessivement maigres, il est permis de croire que c'est le contraire qui a lieu.

Le SANG est la substance la plus importante de toute notre économie. Il est toujours rouge, ou à peu près. C'est donc une bêtise que de dire de quelqu'un qu'on a provoqué en duel : *Je veux voir la couleur de son sang !* — La colère peut seule faire excuser l'idiotisme de cette exclamation.

Le SANG *se répand* dans toutes les parties du corps au moyen des VEINES et des ARTÈRES. Cette circulation constitue la vie.

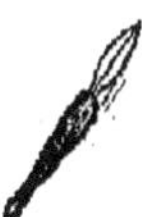

En temps de guerre, LE SANG *se répand* aussi sur les champs de bataille, — mais, le plus souvent, il en résulte la mort.

— Les HUMEURS sont sécrétées par les muqueuses. Elles sont tantôt claires et tantôt épaisses ; tantôt chaudes et tantôt froides. Les personnes affligées de ces dernières ont assez l'habitude de les envelopper dans leur cravate, — sans doute pour les réchauffer.

— La BILE est une humeur d'un genre spécial. Au rebours des fleuves qui ont un cours régulier, allant constamment de leur source à l'embouchure, elle descend ou remonte selon son caprice.

Cependant, de ce qu'il y a une locution qui dit : *Passer sa bile sur quelqu'un,* il ne faudrait pas conclure qu'on a le droit de vomir dans le jabot du premier venu.

Ce serait prendre trop à la lettre une métaphore.

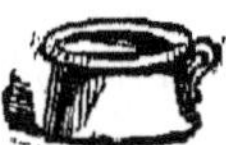

— La SALIVE est une substance aqueuse sécrétée par les glandes. Sa fonction principale est d'aider à la digestion des aliments.

Certaines gens mal élevés s'en servent aussi pour cracher à la figure de leurs ennemis; — mais l'hygiène et la médecine n'ont rien à voir là-dedans.

— La SUEUR est une sécrétion imperceptible des pores, dont l'odeur varie, suivant que l'on a affaire à une blonde, à une brune ou à une rousse; et aussi selon l'endroit qui la produit. Celle du front n'a rien de commun avec celle des pieds.

— Le corps humain renferme encore d'autres matières, qui sont les conséquences naturelles et obligées de son alimentation, mais comme elles ne font que passer, nous ne nous en occuperons pas ici, — bien qu'elles touchent au fondement même de l'économie.

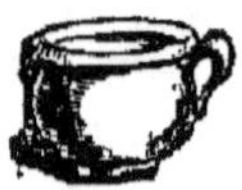

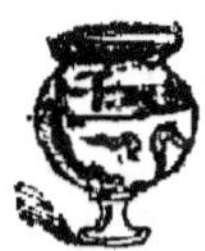

CHAPITRE III

DES ORGANES

La femme a cinq sens, qui sont : *La vue, l'ouïe, le toucher, l'odorat* et *le goût.*

L'homme a un sixième sens qui manque complétement à la femme ; c'est le *sens commun.*

— L'ŒIL est l'organe de la vue. Placé au-dessous du front, il aide à se conduire ; — mais, entre les doigts de pieds, il empêche de marcher.

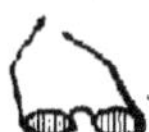

— L'OREILLE est l'organe de l'ouïe. Chez certaines personnes, c'est aussi la ruche où la guêpe de la malpropreté dépose sa cire.

— La main est l'organe du toucher. On s'en sert pour palper, pour prendre les objets. Quelquefois aussi elle s'applique sur la figure par un geste énergique qui prend le nom de gifle ou soufflet.

— Le nez est l'organe de l'odorat. Sa grandeur n'influe en rien sur le plus ou moins de développement de ce sens. Je connais des gens qui ont beaucoup de nez et qui ne peuvent sentir personne.

— Le palais est l'organe du goût. On en fait en pierre de taille pour les riches et en argent pour les malades. Quant à ceux qui sont en cuivre, on s'en sert pour jouer au tonneau.

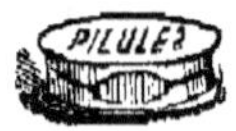

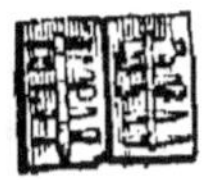

CHAPITRE IV

DES DIFFERENTES PARTIES DU CORPS

Toutes les parties du corps humain sont solidaires entre elles, et la souffrance de l'une atteint toutes les autres. Un homme auquel on vient de couper le cou ne peut plus remuer ni bras ni jambes.

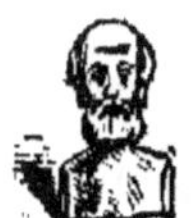

— La Tête est le siége du cerveau, et par conséquent de la pensée. C'est là que poussent les idées et les cheveux. Chez les gens mariés, le terrain se prête assez facilement à un autre genre de production, baptisé du nom de *Cornes* par les physiologistes.

— Les Épaules sont le commencement de la poitrine. Les femmes qui les ont rondelettes ne perdent aucune occasion de les montrer; chez les maigres, il s'y forme quelquefois des espèces de cavités, qu'on nomme *salières*; mais, chose bizarre, bien que lesdites *salières* soient sur l'épaule, c'est en dessous qu'on trouve l'*aisselle*.

— Le Dos est la partie postérieure du corps, qui s'étend depuis le cou jusqu'aux reins, et qui abrite la *colonne* vertébrale. Les Auvergnats l'ont d'une solidité telle, qu'ils portent sans fatigue les plus lourdes charges. C'est ce qui a donné naissance au fameux refrain :

> Ah! qu'on est fier d'être Français,
> Quand on regarde *leur* colonne !

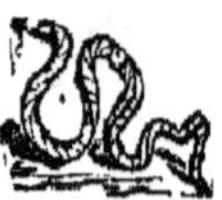

— Les Seins sont, chez les femmes, les sentinelles avancées de la poitrine. Abrités toute la journée derrière les retranchements du costume de ville, ils en sortent, les soirs de bal, pour aller *à la découverte*.

— Le Bras est la partie du corps qui commence à l'épaule et finit à la main. On en a généralement deux, ce qui prouve que l'homme a le droit d'avoir deux femmes,—une à chaque bras.

— Les Reins forment le bas de l'épine dorsale. Les banquiers, les agens de change, et en général tous les gens qui s'occupent de finances, ont cette partie du corps très-développée, par suite de leur propension aux *calculs*. Toutefois, ce n'est pas une raison pour leur jeter la *pierre*.

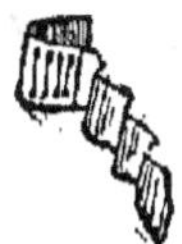

— La Hanche est la partie du corps où s'emboîte la cuisse. Pour être gracieuse, elle demande un certain développement. On en fait en ouate pour les femmes, et en corne pour les flûtes.

— Les Fesses sont les parties charnues qui font suite aux reins, et sur lesquelles on a contracté l'habitude de s'asseoir. Leur poids nécessite parfois une consolidation dont la nature se charge, au moyen de *clous*, à l'époque du printemps.

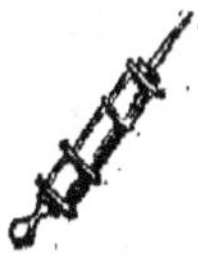

— Les Jambes sont au nombre de deux. La presque totalité des hommes s'en sert pour marcher, — à l'exception toutefois des culs-de-jatte. Les meilleures jambes sont en chair et en os, mais on en fait aussi en bois, pour les invalides.

— Le Mollet est la partie de la jambe qui va du genou à la cheville; il est ordinairement emprisonné dans un bas blanc, ce qui ne laisse pas que d'être appétissant, quand on le voit trottiner devant soi dans la rue.

N. B. Un léger embonpoint est nécessaire aux mollets qui veulent se faire suivre.

— Les Pieds ont à supporter tout le poids du corps; c'est pour cela qu'ils sont plats en dessous. Les notaires en ont deux, les ânes quatre, et les alexandrins douze. En revanche, les commerçants n'en ont plus, depuis l'invention du *mètre*.

Il est vrai que les gendarmes en ont pour eux.

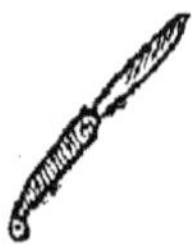

— Le Talon est la partie postérieure du pied. Les compagnies par actions en ont autant en caisse que de titres sur le marché. Achille n'en avait qu'un, et il y fut blessé au siége de Troie.

L'étalon qu'on trouve dans les haras est d'une espèce toute différente.

— Les Côtes sont les os plats et courbés qui tiennent à la colonne vertébrale. De ce qu'il y a une locution qui dit :

rire à se tenir les côtes, il ne faut pas conclure qu'elles soient mal attachées. Par la même raison qu'on fait souvent des promesses qu'on ne tient pas, on tient parfois des choses qu'on pourrait se dispenser de tenir.

— La Rate est un viscère mou, situé entre l'estomac et les fausses côtes. Il paraît que certaines personnes l'emploient à des travaux fatigants, puisqu'elles arrivent à se la fouler.

Les employés de banque et d'administration sont à l'abri d'un pareil accident.

— Le Cœur est une pendule à oscillations plus ou moins régulières. Son tic-tac est le signe de la vie. Tant qu'on le sent battre dans sa poitrine, on peut hardiment affirmer qu'on n'est pas mort. A l'exemple des serrures, il a parfois des *pènes.*

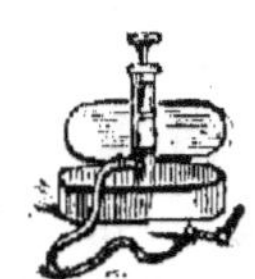

CHAPITRE V

CONSEILS HYGIENIQUES

« L'hygiène est à la santé ce que les coffres-
forts sont aux billets de banque.

« GALIEN. »

— La propreté du corps est nécessaire à la santé. Baignez-
vous dans les eaux du *fleuve, l'été.*

— Si vous avez à faire choix d'une maison, choisissez-là
exposée au soleil — et non à s'écrouler.

— N'habitez ni les rez-de-chaussée, qui sont trop frais, —
ni les mansardes, qui sont trop chaudes.

Faites-les plutôt habiter par les parents riches que vous
pouvez avoir, — surtout si vous êtes leur héritier.

— Évitez de faire votre cuisine ou vos ordures dans votre
chambre à coucher; — ça peut répandre des miasmes.

— Les nuits où les employés de la Compagnie Richer tra-
vaillent dans votre maison, abstenez-vous d'ouvrir vos fe-

nêtres pour chasser l'odeur. Cette mesure produirait l'effet contraire.

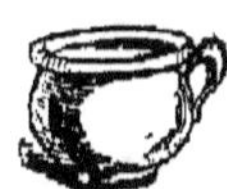

— Ne dormez pas trop, ça épaissit le sang.

— Ne veillez pas trop, ça le brûle.

— Prenez un juste milieu; restez assoupi toute la journée.

— Levez-vous toujours avec le jour, — à moins pourtant que vous ne vous soyez pas couché.

— Si vous avez chaud, ne prenez pas de *glace*, — à moins qu'on ne vous l'offre avec une armoire.

— Ne mangez jamais plus que votre faim.

— Ne buvez pas au delà de votre soif.

— Toutefois, vous pouvez faire les deux en même temps. Les conséquences d'avoir trop bu compenseront les inconvénients d'avoir trop mangé.

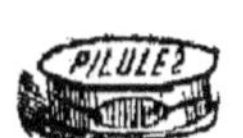

— L'excès du travail est malsain. — L'excès d'oisiveté aussi.

— Si vous ne faites rien, faites du moins travailler les autres.

— Ne vous couvrez pas trop en été. — Abstenez vous

cependant de vous promener tout nu dans les rues ; vous risqueriez d'attraper froid — et un mois de prison.

— Ne vous fourrez pas le doigt dans l'œil ; vous deviendriez borgne.

— Évitez les grandes émotions, — ça coupe bras et jambes.

— Ne jouez jamais au piquet ; vous n'auriez qu'à avoir un *coup de cent.*

— Rien n'est mauvais pour les jeunes filles comme de se serrer la taille dans un corset. — Il est plus agréable de se la faire serrer par un jeune homme.

— Il est également très-malsain de se coucher sur l'herbe. L'humidité fait enfler : voyez les éponges.

— Les femmes ont raison de soigner leurs cheveux ; — mais elles doivent s'abstenir de se crêper le chignon entre elles.

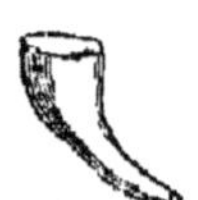

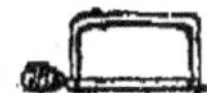

CHAPITRE VI

DES DIVERSES PHASES DE LA VIE

L'existence de l'homme subit ici-bas diverses transformations naturelles que nous appellerons des phases.

Elles sont au nombre de cinq.

1° L'ENFANCE, qui part du jour de la naissance et va jusqu'à l'âge de six ou sept ans. Cette époque est pour les marmots une ère de félicités, dont ils ne sont malheureusement pas à même de comprendre l'importance. Il n'est pas d'audaces qu'ils ne se permettent — avec leurs nourrices, — et celles ci paraissent s'y prêter de la meilleure grâce du monde.

C'est l'âge des bonbons, des joujoux, des pantalons fendus et des taloches.

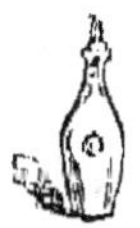

2º L'Adolescence, qui commence à sept ans et va jusqu'à quinze. C'est le moment où filles et garçons prennent les habits de leur sexe, où le tempérament se forme, ainsi que les amitiés. Les parents intelligents ne doivent pas attendre plus tard pour chercher à deviner la vocation de leurs enfants, — et les lancer immédiatement dans une autre.

Vers la fin de cette phase, la moustache pousse aux garçons et la poitrine aux filles.

3º La Jeunesse. Elle va de quinze à trente-cinq ans. C'est l'âge de toutes les espérances et de toutes les illusions.

Les filles de portières en profitent pour entrer au Conservatoire et dans une mauvaise voie. Les hommes prennent une femme et des maîtresses; les femmes un mari et des amants. On fume, on boit, on joue, on aime, absolument comme si cette vie de Polichinelle devait durer toujours.

Par occasion, on donne à la société des enfants qui ne vaudront pas mieux que leurs pères.

4º L'Age mur. Il va de trente-cinq ans à soixante. A cet âge, le décatissage commence chez l'homme et s'achève chez la femme. C'est le règne des fausses dents et des faux cheveux, des rhumatismes, du maquillage et des catarrhes.

Au rebours des fruits qui demandent à être cueillis dans leur maturité, l'espèce humaine a besoin d'être *verte*, pour valoir quelque chose — et encore!.....

5º La Vieillesse. C'est la fin des fins, la dégringolade finale. Elle commence aux environs de soixante ans et dure jusqu'à la mort. A cet âge, l'homme n'est plus bon à rien, — qu'à radoter.

Les petits vieux qui ont des relations cherchent à se faufiler à l'Académie ; — les autres entrent à l'hospice des incurables.

Requiescat in pace.

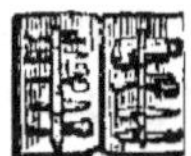

A côté de ces cinq phases naturelles, la vie humaine en comporte trois autres, — toutes de convention :

1° LE CÉLIBAT. — C'est l'état dans lequel se trouvent les gens qui ne sont pas mariés. On les appelle indistinctement célibataires ou garçons. Il est reconnu que les hommes se marient le moins possible ; aussi rencontre-t-on, parmi eux, plus de garçons que parmi les femmes. — Du reste, à part l'inconvénient de soigner soi-même son catarrhe et ses rhumatismes, le célibat est pour l'homme une source intarissable de félicités orientales.

Le garçon est l'effroi des maris, la coqueluche des petites dames, — et le client assidu de son pharmacien.

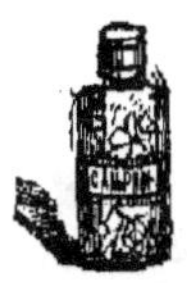

2º Le Mariage. C'est ordinairement l'union de deux êtres faits pour sympathiser, chacun de son côté, — avec un autre. Le mariage n'est agréable que pour la femme, qu'il émancipe, et pour les marchands qui fournissent la corbeille de noce. Quant au mari, il tient dans le ménage un emploi qui équivaut à celui de gérant d'un journal politique; — il est responsable de la rédaction de ses collaborateurs.

Entre autres inconvénients, le mariage engraisse; de plus, les hommes se plaignent — non sans raison — qu'il porte à la tête.

AXIOME :

Les meilleurs mariages sont ceux qui ne se font pas.

3º Le Veuvage. C'est le soleil après la pluie, le calme après la tempête. Il est certain qu'au paradis tous les hommes sont veufs, — tandis qu'on les oblige à se marier en enfer.

Ici-bas, les femmes atteintes de veuvage sont généralement gaies et bien portantes. Quelques-unes trouvent convenable de porter le deuil de leur mari, mais la généralité aime mieux porter ses titres de rente chez un agent de change, pour les faire vendre au cours moyen.

N. B. Un veuf se remarie rarement; une veuve — presque toujours.

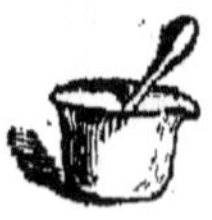

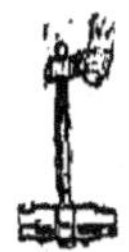

CHAPITRE VII

DE L'EXERCICE

Le corps a besoin de mouvement pour se bien porter. Les membres auxquels on donne souvent de l'exercice deviennent plus forts et plus agiles que ceux qu'on laisse s'atrophier dans l'oisiveté.

La position debout est la plus favorable aux exercices du corps. C'est celle qu'on prend généralement pour marcher.

La position assise indique un repos passager. Elle ne permet guère que le mouvement des bras. La meilleure manière de s'asseoir consiste à plier les genoux et à appuyer délicatement le bas des reins sur un siége quelconque.

La position couchée, étant spécialement affectée au sommeil, ne comporte guère d'autre exercice que celui du ronflement.

Les gendarmes, les portiers et les toupies sont passés maîtres en ce genre. On n'est bien couché que dans un lit, et ce serait prendre trop à la lettre un dicton populaire de croire que certaines gens *s'endorment sur le rôti.*

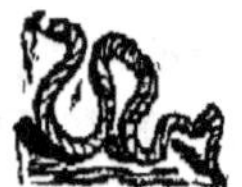

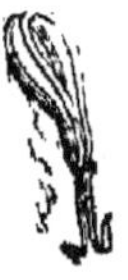

CHAPITRE VIII

DES TEMPÉRAMENTS

Les médecins allopathes et homœopathes s'accordent à reconnaître qu'il existe divers tempéraments. Seulement, fidèles à leur système d'embrouiller les choses les plus simples, ils en ont créé à l'infini. De sorte qu'en médecine, on compte aujourd'hui un peu plus de tempéraments que d'individus, ce qui ne laisse pas que d'être assez absurde.

Notre méthode, qui, entre autres avantages, a par-dessus tout celui d'être claire, ne reconnaît que deux grandes espèces de tempéraments, — absolument comme Alphonse Karr ne reconnaît que deux espèces de poissons.

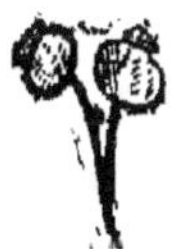

Ces deux tempéraments sont :

1° Les BONS ;

2° Les MAUVAIS.

Hors de cette classification, on tombe dans le ridicule et dans l'idiotisme.

Les BONS TEMPÉRAMENTS sont ceux qui donnent et entretiennent la santé et la vie.

Les MAUVAIS TEMPÉRAMENTS sont ceux qui amènent la maladie et la mort.

Il suit de là qu'il n'est pas de bon tempérament qui ne soit exposé à devenir mauvais, aux approches de 99 ans.

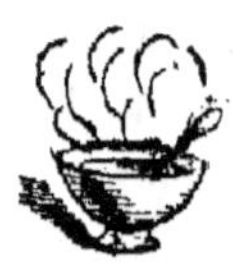

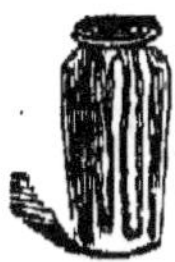

CHAPITRE IX

DU CLIMAT ET DES SAISONS

Le Climat a une influence énorme sur la santé. Les pays tempérés jouissent généralement d'un climat plus sain que les pays chauds; de même que les hommes tempérants se portent mieux que les ivrognes. Toutefois, si mauvais que soit un climat, le corps finit toujours par s'y habituer, — ou par tomber malade.

En un mot, la vie est possible partout. Elle a, du reste, cela de commun avec la mort.

Les Saisons, par leurs variations, peuvent amener des maladies plus ou moins graves, contre lesquelles il est bon de se prémunir, en évitant les brusques transitions du chaud au froid, et du sec à l'humide.

On combat l'influence de leurs intempéries en ne sortant pas de chez soi, et en n'ouvrant jamais ses fenêtres, — même pour changer de chaussettes.

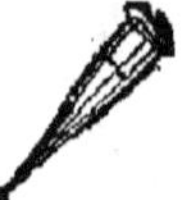

Le printemps et l'été disposent à l'amour, aux bains froids, aux vêtements clairs et aux insectes. Sous l'action des rayons du soleil, la terre se couvre de fleurs — et le visage s'émaille de boutons.

Pendant cette période de l'année, les médecins recommandent avec raison les viandes *blanches*. Se défier cependant des femmes trop maquillées ; le fard et la poudre de riz ne constituent qu'un blanc factice, sous lequel se cachent parfois des chairs avancées.

L'automne et l'hiver gercent la peau et rougissent le nez. On met le vin en cuve et le bois en cave. C'est la saison des bals, des bronchites, du patinage et des feux de cheminée.

Pendant cette période, on doit s'attacher de préférence aux viandes *noires*, qui sont plus substantielles et plus chaudes.

Aussi les domestiques nègres sont-ils très-demandés.

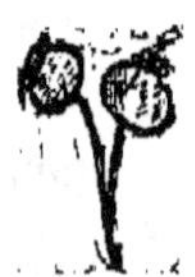

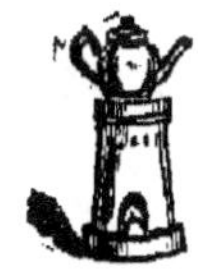

CHAPITRE X

DU TRAVAIL ET DU REPOS

L'homme ne doit pas rester inactif, — à moins cependant qu'il n'ait assez de rentes pour pouvoir vivre sans rien faire, — auquel cas il aurait grandement tort de travailler.

On distingue deux espèces de travaux :

Les TRAVAUX MANUELS

Les TRAVAUX DE L'ESPRIT.

Les TRAVAUX MANUELS, — malgré leur nom, — n'ont absolument rien de commun avec l'ancien député de la Restauration, qui fut expulsé de *son atelier*, parce qu'il ne travaillait pas au goût du contre-maître. On les appelle *manuels* parce qu'ils se font le plus souvent avec les mains. Néanmoins, tout ce qui se fait avec les mains ne constitue pas un travail manuel, dans la vraie acception du mot.

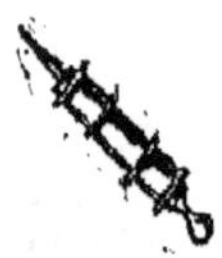

Les TRAVAUX DE L'ESPRIT sont ceux qui prennent naissance dans le cerveau, comme les calembours, les tragédies, les rébus illustrés et les chroniques de l'*Étendard*, — ce qui prouve bien qu'il n'est pas toujours nécessaire d'en avoir pour travailler.

N. B. Les travaux des femmes constituent une espèce à part. Il est clair que lorsqu'on dit d'une femme qu'elle est en travail, l'esprit et les mains n'y sont pour rien.

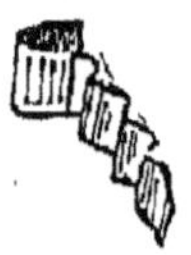

LE REPOS est nécessaire à l'homme, qui, pour compenser le temps qu'il perd à se reposer, a toujours la ressource de faire travailler sa femme.

La meilleure manière de se reposer est de dormir. Plus on

dort, plus on se repose ; — toutefois, il convient de s'habituer de bonne heure à ne pas dormir plus de vingt-quatre heures par jour.

La nature a destiné la nuit au sommeil ; c'est pourquoi la plupart des gens l'emploient à s'amuser. En outre, chaque profession a ses exigences, et quelques-unes entraînent avec elles une obligation de veiller plus ou moins tard, pour ceux qui les exercent. — Témoin les garçons boulangers, les restaurateurs, les maris, les filous et les chiffonniers.

Le bruit n'empêche pas toujours le sommeil ; il le favorise, même s'il est monotone, — comme la lecture d'une tragédie de Belmontet, ou une musique suave, lente et douce. — Par exemple on doit éviter avec grand soin de faire lire la tragédie par Beauvallet, et de faire conduire l'orchestre par Richard Wagner, sous peine d'obtenir un résultat diamétralement opposé à celui qu'on espère.

Le costume de nuit doit être large. Une simple chemise suffit. On peut, une fois arrivé à un certain âge, y ajouter un bonnet de coton, mais on doit, — autant que possible, — s'abstenir de coucher avec ses bottes, — surtout si on n'est pas chez soi.

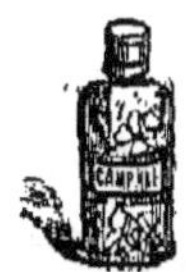

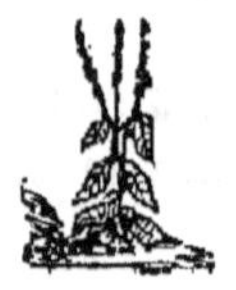

CHAPITRE XI

DES SOINS DE PROPRETE

Notre corps se salit à l'usage. Il est bon de le nettoyer de temps en temps à grande eau. C'est dans ce but qu'on a inventé *les Bains*. Les gens du monde en prennent tous les jours, les Auvergnats tous les ans; aussi ceux-là sont-ils généralement un peu plus propres que ceux-ci.

Il y a diverses manières de se baigner: La plus usitée consiste à se plonger *in naturalibus* dans une baignoire en zinc, préalablement remplie d'eau, et à attendre patiemment que la crasse du corps se détache et vienne former crême à la surface. — On peut alors sortir du bain, et, si l'on est marié, offrir sa place encore chaude à son épouse. Ce sont de ces attentions qui ne coûtent rien et auxquelles une femme bien élevée est toujours sensible.

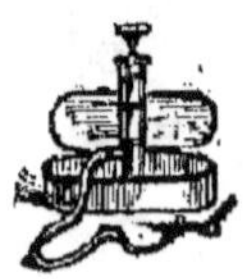

En été, on a l'habitude d'aller en pleine Seine, au canal ou aux bains de mer. Au point de vue de l'hygiène, ces bains ont du bon, en ce sens qu'ils obligent à nager, et que la natation est un exercice salutaire; mais sous le rapport de la propreté, c'est autre chose, et il convient de prendre un vrai bain en rentrant chez soi.

Indépendamment des bains de corps, il est bon de se laver fréquemment les pieds, les mains et la figure. Certaines gens, d'une propreté exagérée, vont même jusqu'à *laver* leur bijoux et leur argenterie.

LES VÊTEMENTS ont, eux aussi, une influence sur la santé. Ceux qui touchent à la peau, surtout, doivent être changés tous les jours; nous avons nommé les chaussettes, les chemises et les gilets de flanelle; toutefois les pauvres gens peuvent s'épargner ce surcroît de dépenses, — en retournant simplement leur linge.

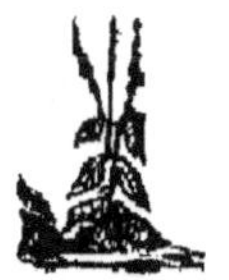

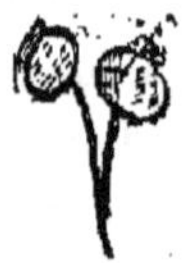

CHAPITRE XII

DES ALIMENTS

Les aliments sont la nourriture de notre corps, et se pren·
nent généralement par la bouche.

L'expression *manger des yeux* ne se rapporte guère
qu'aux choses appartenant à autrui, et auxquelles on n'a pas
toujours le droit de toucher.

Exemple : On mange des yeux la femme de son ami, quand
elle est jolie, — et les poires de chez Chevet, quand elles sont
belles.

Les aliments varient suivant l'âge des personnes. Il est clair
qu'il serait absurde de donner une cuisse de dinde à un enfant
de six mois, et un biberon Darbot à un cuirassier de la garde,—
à moins qu'on ne veuille les rendre malades tous les deux,—
auquel cas il serait plus simple de leur faire prendre tout
simplement de la Revalescière.

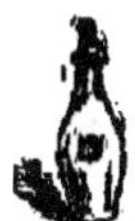

On doit manger assez — jamais trop. — Il vaut mieux rester *sur* son appétit que glisser *sous* la table,

Lorsqu'on a trop mangé, les aliments pris sont exposés à des *hauts* et des *bas,* qui prennent le nom commun d'indigestion, malaise qui oblige parfois les plus lâches à faire preuve de cœur, — à leurs dépens.

Les vases qui servent à la cuisson des aliments doivent autant que possible, être propres, — ce qui revient à dire qu'on ne doit ni s'y laver les pieds, ni y déposer des ordures. On en fait en cuivre, en zinc, en étain, en fonte, en fer battu et en terre cuite. Les plus estimés sont les vases de Nuits (Côte-d'or).

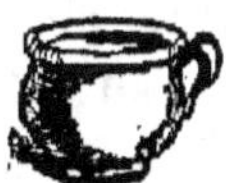

Les aliments se divisent en deux grandes espèces, qui sont : la *nourriture végétale* et la *nourriture animale.*

1° NOURRITURE VÉGÉTALE

On donne ce nom à tous les aliments produits par le sol, tels que les légumes, les fruits, les graines, etc., etc.

Les légumes les plus usités sont :

Les Asperges, qui se mangent à l'huile, à la sauce blanche — et d'un seul bout. Elles ont malheureusement l'inconvénient de pousser un peu trop à la lecture des affiches.

Les Cardes, dont on se sert aussi pour peigner la laine des matelas.

Les Haricots, qui ne sont pas en bonne odeur parmi les collégiens, dont ils forment la nourriture quotidienne.

Les Lentilles, qui *s'accommodent* indifféremment avec du lard ou avec des télescopes.

Les Pois qu'on peut, suivant son goût, faire *sauter* au beurre ou *revenir* dans un cautère. — Bien qu'on ait l'habitude de dire *petits pois,* il est reconnu qu'il y en a de 100 kilos.

Les Pommes de terre qui prennent, dit-on, la liberté de se présenter en *robe de chambre* dans les meilleures salles à manger. On les met également en purée, autour des rosbeafs, et en tranches sur les brûlures.

Les Navets dont les accointances avec le canard sont connues de tout le monde.

Les Épinards, qui jouissent d'une réputation européenne — en épaulette.

— Parmi les fruits, nous nommerons :

Les Pruneaux, dont les propriétés rafraîchissantes sont appréciées en tous lieux.

Les Coings qui, pour être frais, demandent à être achetés en boutique. — Se méfier *des coings de rue.*

Les Mures, qu'on emploie avec succès quand on veut protéger sa vie privée.

Les Fraises, que les seigneurs du temps de Henri III portaient au cou, et que les paysannes d'aujourd'hui portent au marché.

Les Dattes, qui sont maintenant à la portée de tout le monde, grâce à *l'art de les vérifier.*

Les Pommes, dont on fait des compotes et des chaussons.

— Citons encore, parmi les aliments végétaux, le blé, le maïs, le seigle, l'orge, l'avoine et le chardon ; — ces deux derniers pourtant sont plus spécialement attribués aux bêtes.

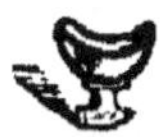

2° NOURRITURE ANIMALE

La nourriture animale comprend d'abord : les laitages, depuis le lait de brebis, qui est le plus nourrissant, jusqu'au lait de femme, qui l'est le moins.

Le lait convient surtout aux enfants et aux personnes malades de la poitrine. On ne le prend jamais pur, grâce aux laitières qui ont l'habitude de le couper avec de l'eau.

On fait avec le lait du beurre, de la crème et des fromages. Les cocottes et les grandes dames en font aussi des gargarismes d'un genre particulier, pour se blanchir la peau.

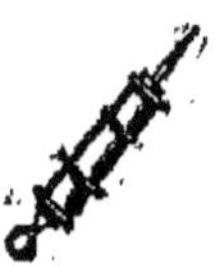

Les poissons frais conviennent aux estomacs délicats. On les pêche en toutes saisons, mais les plus estimés sont les poissons d'avril.

Le poisson fait partie du régime destiné à faire maigrir les jockeys. On l'accommode de différentes manières; la meilleure est de le préparer au goût de la personne qui doit le manger.

Les huitres, les moules, les écrevisses, les crevettes se mangent le plus souvent en hors-d'œuvre. Elles font, avec le homard, les délices de ces dames; car si les loups ne se mangent pas entre eux, les crevettes se mangent entre elles. Quant aux moules, leur digestion est parfois difficile, — sans doute à cause de l'habitude qu'ont la plupart des sculpteurs de les faire en plâtre.

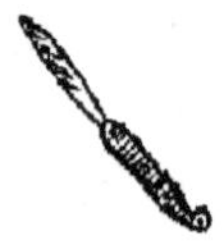

Les viandes noires de bœuf et de mouton conviennent aux tempéraments lymphatiques qui ont besoin d'un aliment sain et nourrissant. Toutes les parties du bœuf sont bonnes à manger, — sauf les *nerfs* dont on fait des triques, et l'*œil* qu'on arrange indifféremment en *chronique* ou en *horloge*.

Le mouton produit le *gigot,* dont on faisait jadis des manches de robes, et qu'on se contente aujourd'hui de manger à l'ail.

Le porc ne convient pas à tous les estomacs; il est d'une digestion difficile. Les femmes surtout doivent s'abstenir de sa chair. En revanche les marins n'ont jamais dédaigné un bon PORT, et après avoir épuisé leur provision de biscuits, ils sont bien aises d'y arriver.

La prédilection des gens de lettres pour *la hure* est un fait connu de tout le monde.

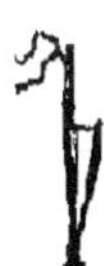

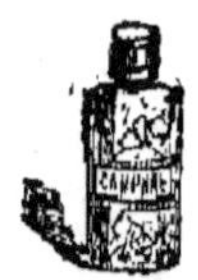

CHAPITRE XIII

DES ASSAISONNEMENTS

Les assaisonnements sont souvent nécessaires pour faciliter la digestion de certains aliments. Les plus usuels sont :

Le poivre, qui se met dans les ragoûts et dans les couplets de vaudeville.

La Cannelle, dont on se sert pour relever certaines sauces et pour tirer le vin des futailles.

La Muscade, aimée des charlatans.

Le Poireau, très-estimé dans le pot-au-feu, mais très-gênant sur la main.

La Civette, dont le goût agréable flatte le palais, et dont le tabac a une réputation européenne.

La Moutarde qui s'emploie en salade, en sauce et en bain de pied.

Les jolies Femmes sont un assaisonnement que les directeurs de théâtres fourrent dans leurs mauvaises pièces, mais qui ne réussissent pas toujours à les faire digérer.

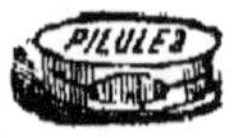

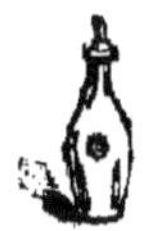

CHAPITRE XIV

DES BOISSONS

On ne doit jamais manger sans boire, mais on peut très-bien boire sans manger; c'est même à l'exagération de ce principe que nous devons les ivrognes.

La boisson la plus répandue et la moins coûteuse est L'EAU. Elle doit être limpide et sans saveur pour être bonne, deux qualités qui lui manquent à Paris, ce qui fait que beaucoup de personnes lui préfèrent :

LE VIN, bien que les vignerons le fassent de moins en moins avec du raisin.

LE CAFÉ convient aux personnes molles et qui ont besoin d'excitant; mais il est certaines maladies pendant le traitement desquelles les médecins en défendent l'usage, ainsi que celui de la bière et des liqueurs ;

Le Thé est une boisson salutaire dans les pays froids et humides; on ne peut guère y conserver sa santé, sans thé.

N. B. On trouve quelquefois, dans des livres qui se disent sérieux, l'expression BUVEURS DE SANG appliquée à certaine époque et à certains hommes. Il va sans dire qu'on ne doit pas prendre cette expression à *la lettre :* il faut en chercher *l'esprit,* — s'il y en a.

—

Ce chapitre clôt l'examen des renseignements généraux et des considérations préliminaires dont nous avons cru devoir faire précéder notre Manuel. Ils étaient, du reste, indispensables pour bien faire connaitre notre méthode et poser carrément les bases de

LA MÉDECINE IDIOPATHIQUE.

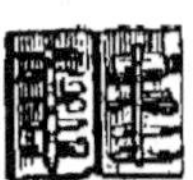

CHAPITRE XV

TRAITEMENT DES MALADIES

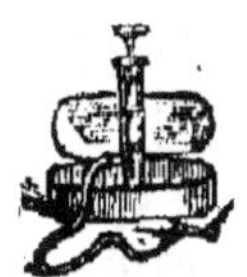

A

ABCÈS

Pour faire un bon abcès, vous prenez du pus, vous l'introduisez délicatement entre cuir et chair, et vous laissez mijoter pendant huit jours. Au bout de ce temps, l'abcès est mûr et ne demande qu'à percer. Si, contre toute prévision, il faisait le difficile, vous n'auriez qu'à lui lire quelques lignes des ouvrages de M. Gagne; il n'est pas de *mauvaise humeur* qui puisse résister à ce simple traitement, car on part généralement d'un grand éclat de rire dès les premiers mots.

Ce moyen ne laissant pas de trace doit être préféré à l'emploi du bistouri.

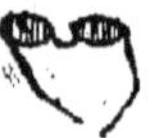

AIGREURS D'ESTOMAC

Les aigreurs ne se rencontrent que chez les estomacs qui ont mauvais caractère ou qu'on a maladroitement élevés en enfants gâtés. Les cœurs sensibles s'en affectent quelquefois outre mesure, et dans la lutte intestine qui s'en suit, ils sont le plus souvent battus et s'en vont rouler sur le carreau.

Il importe donc de combattre l'estomac avec ses propres armes; c'est un adversaire qui prend les gens en traître, et auquel on ne peut faire rendre gorge qu'en l'attaquant par derrière. Dix-neuf fois sur vingt, le lâche ne trouve alors d'autre réponse que la fuite, — et une fuite honteuse...

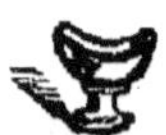

ALIÉNATION MENTALE

Cette maladie revêt diverses formes, mais le fond repose toujours sur une perte plus ou moins grave de la raison, qui se traduit tantôt par une folie douce, tantôt par une folie furieuse, tantôt par l'idiotisme. Ce dernier aspect de l'aliénation devient même chaque jour plus fréquent; seulement, comme il serait impossible d'interner tous les idiots de France, on les laisse circuler en liberté, — ce dont, par parenthèse, beaucoup abusent pour occuper l'emploi de gens intelligents.

On envoie les fous furieux dans des maisons spéciales. Il paraît qu'une de leurs manies est de s'entêter à refuser toute espèce de vêtement, et l'on est souvent obligé de leur mettre une camisole — de force.

Les cas de folie douce continuent à affluer dans le quartier Coq-Héron. Tous les jours de braves gens viennent demander Commerson au guichet du *Tintamarre*, pour lui proposer une rédaction imposssible. Le concierge a ordre de les traiter avec bonté, et de les relâcher après s'être fait payer un bock.

On soigne l'aliénation mentale par toutes sortes de moyens. Les douches, les abonnements au *Constitutionnel* et les entrées de faveurs au théâtre Déjazet forment la base du traitement.

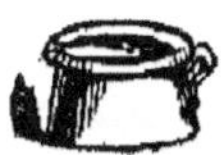

AMPOULES

On nomme ainsi de petites cloques remplies d'eau, qui se forment sous la plante des pieds après une longue marche, ou qui viennent sur n'importe quelle partie du corps à la suite de brûlures.

Avant la Révolution, on s'en servait pour sacrer les rois de France à Reims. L'ampoule était alors considérée comme une chose sainte. Aujourd'hui, les personnes qui en ont les percent avec une aiguille, et on a perdu l'habitude d'oindre le front des souverains de leur contenu.

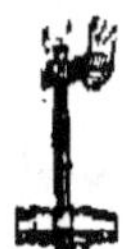

AMPUTATIONS

On est souvent obligé de recourir à ce moyen violent à la suite de blessures graves.

C'est une opération dangereuse, qui atteint indifféremment tous les membres, et qui est du ressort du chirurgien. On en meurt quelquefois.

Quand on n'a pas un chirurgien sous la main, on peut appeler à son aide une émotion violente, qui suffit ordinairement pour vous couper bras et jambes.

L'opération la moins dangereuse consiste à se faire couper la parole.

En revanche, l'opération de la tête est presque toujours mortelle.

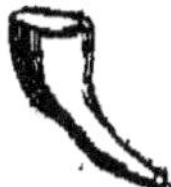

ANÉVRISME

L'anévrisme est un déchirement du cœur, suivi de mort. Cette maladie peut durer plus ou moins longtemps, et fait traverser au patient une série de palpitations douloureuses, que de méchants faiseurs de vers n'ont pourtant pas hésité à mettre en romances.

Les chanteuses de concert se gargarisent avec des *cœurs qui se déchirent* et des *cœurs qui palpitent*. Le seul moyen de combattre cette affection est de pousser jusqu'aux *cœurs qu'on arrache*. Le cœur étant le siége de l'anévrisme, il est clair qu'en arrachant le cœur, l'anévrisme disparaît.

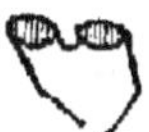

AMAUROSE

On appelle ainsi la paralysie de la rétine, qui amène le plus souvent à sa suite la perte totale de la vue. Tout le monde est plus ou moins exposé à cet accident, sauf pourtant les aveugles de naissance, qui n'ont plus rien à perdre de ce côté.

Les personnes qui ont l'habitude de laisser ouvertes, pendant la nuit, les fenêtres de leur chambre à coucher, sont exposés à gagner une *amaurose*; c'est une imprudence qu'on ne doit se permettre *chez soi* que lorsqu'on couche ailleurs. Les cas *d'amaurose* sont très-nombreux; toutefois il serait absurde de donner ce nom à toutes les infirmités des yeux. Le monde est plein de gens qui ne voient pas plus loin que le bout de leur nez, et qui n'ont jamais eu *d'amaurose*.

APOPLEXIE

L'apoplexie est un transport violent du sang à la tête. Ses effets sont parfois foudroyants; ainsi, lorsqu'il y a épanchement au cerveau, le malade tombe pour ne plus se relever qu'à l'état de cadavre. Les gens à tempérament lourd, au cou gros, à la figure rouge, ainsi que les joueurs de bézigue et de piquet sont sujets aux *coups de sang*. Les sentinelles de faction y sont également exposées, et les caporaux de service passent leur temps à les relever.

On combat les dispositions à l'apoplexie par les saignées, les purgations et les duels. Dans les ménages pauvres, on se contente d'entretenir un demi-cent de punaises entre ses draps.

Lorsqu'un individu tombe dans la rue, frappé d'un coup de sang, l'humanité commande de s'empresser autour de lui. Si l'on n'est pas médecin, on remplace les soins qu'on ne peut donner par une conversation sympathique. Au cas où la victime viendrait à passer pendant que vous causez, il est de bon goût de ne pas vous en apercevoir de suite ; le brusque arrêt de votre conversation pouvant impressionner péniblement le mort.

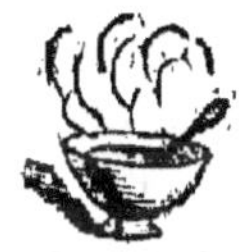

ASPHYXIE

Diverses causes peuvent produire l'asphyxie :

1° La strangulation ;

2° La submersion ;

3° La vapeur du charbon de bois.

Il y en a bien encore une quatrième, mais elle est spéciale à une classe de travailleurs qui commence sa journée à onze heures du soir, et dont nous nous abstiendrons de parler, — par égard pour les dames.

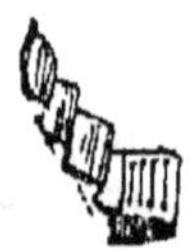

L'ASPHYXIE PAR STRANGULATION

Est plus particulièrement le fait des pendus. Ce genre de mort est très-agréable pour un homme, au dire de beaucoup de gens. Il suffit pour se le procurer de se passer une corde autour du cou et de se suspendre à un arbre.

Quand on veut sauver un pendu, la première chose à faire est de couper la corde qui le retient en l'air, en ayant soin de ne pas le laisser tomber, pourtant; car, si l'arbre est haut, le malheureux risquerait de se casser les reins par-dessus le marché. On lui propose ensuite de le conduire chez le commissaire de police, et il est bien rare qu'à cette proposition il ne prenne en toute hâte ses jambes à son cou, ce qui est une preuve à peu près certaine de son retour à la vie.

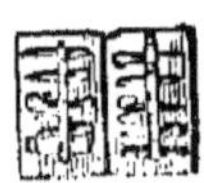

L'ASPHYXIE PAR SUBMERSION

Est le cas des noyés. L'abus du vin conduit à l'ivresse, mais l'abus de l'eau mène à la mort; d'où il résulte qu'il vaut mieux se griser que de se noyer.

Quand on retire un *corps* de l'eau, on doit avant toute chose lui demander combien de temps il a séjourné dans la rivière, car l'homme le mieux constitué y devient cadavre en un quart d'heure ; il serait alors puéril d'essayer de le rappeler à la vie.

Lorsque le plongeon remonte à plusieurs jours, le noyé revient de lui-même à la surface ; seulement il est agrémenté de tons *verts* qui indiquent clairement qu'il est passé au *bleu*.

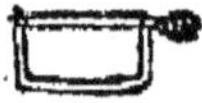

L'ASPHYXIE PAR LA VAPEUR DU CHARBON DE BOIS

Est très en vogue chez les amoureux dont la flamme est contrariée. Il est assez naturel de vouloir mourir par le charbon quand on voit tout en noir.

Ce genre d'asphyxie peut aussi avoir une cause involontaire. Il suffit, en hiver, de tourner trop tôt la clef de son poêle ; les émanations que dégage la braise non éteinte portent avec elles la mort. On se mettra facilement à l'abri de ce danger en ayant soin de laisser son poêle dans la cour, ou en ne l'allumant jamais, si on tient à le garder dans sa chambre.

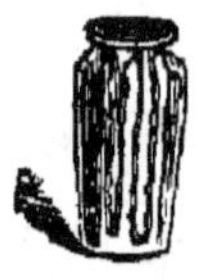

ASTHME

Les personnes affligées de cette maladie éprouvent une grande difficulté pour respirer. Elles ont continuellement un poids sur la poitrine, — comme qui dirait les *Aventures de Rocambole* ou la collection complète de la *Revue des Deux-Mondes*.

Elles ont, en outre, de fréquentes envies de *cracher*.

Lorsque ces envies sont suivies d'effets, leur répétition constitue une qualité précieuse que les neveux aiment à rencontrer chez leurs oncles.

La médecine moderne a différentes manières de soigner les asthmes. Les unes aggravent la maladie : ce sont généralement les plus employées ; les autres ne font ni bien ni mal et peuvent tout aussi facilement servir au traitement des engelures et des cors aux pieds.

La meilleure chose à faire, quand on a un asthme, c'est de le garder, car lorsque l'asthme s'en va, il arrive presque toujours qu'on s'en va avec lui. C'est même à peu près la seule façon de guérir les asthmatiques.

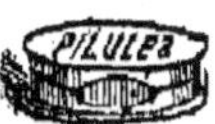

ATTAQUE DE NERFS

L'attaque de nerfs est une maladie spéciale aux jolies femmes, — comme les caprices, — ce qui ne veut pas dire que les vieilles en soient exemptes. Elle a plus souvent pour cause une contrariété ou un chagrin. Quand la crise commence, on a beaucoup de chance d'en abréger la durée au moyen de l'application intelligente d'un cachemire ou d'un bijou. Mais avant d'avoir recours à cette extrémité toujours fâcheuse, — pour la bourse, — il est prudent de s'assurer si l'attaque de nerfs est vraie ou simulée.

On reconnaît qu'une attaque de nerfs est véritable, en jetant brusquement un seau d'eau froide au visage de la malade. Si la crise continue, il y a attaque; si elle cesse, l'attaque est feinte.

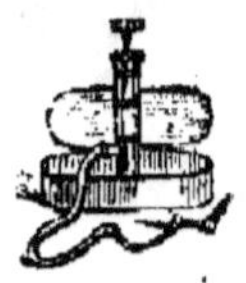

B

BERLUE

On appelle ainsi une infirmité de la vue, féconde en phénomènes singuliers. Les malades qui ont la *berlue* voient, ou croient voir constamment devant eux des objets qui n'y sont pas. Les directeurs de théâtres et les auteurs dramatiques sont sujets à la *berlue,* en ce sens que les succès qu'ils avaient rêvés tournent souvent en affreuses chutes. C'est ce que le vulgaire désigne par la pittoresque expression : *Se fourrer le doigt dans l'œil.*

On évite facilement ces visions saugrenues en tenant toujours les yeux fermés. On n'a pas d'exemple qu'un aveugle ait jamais eu la *berlue.*

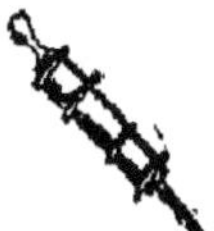

BLESSURES

On peut être blessé de plusieurs manières :

Dans sa dignité, d'abord, par le fait d'une insulte ou d'un manque d'égards. La seule médication à employer dans ce cas consiste à appliquer au plus tôt sur la plaie un large pansement d'excuses.

Au cœur, par les flèches empoisonnées de l'amour. Ces blessures se guérissent généralement par la possession de l'objet aimé. Quatre-vingt-dix-neuf fois sur cent, cette possession vous guérit même de l'amour que vous éprouviez avant.

En duel, en guerre et par accident. Dans ces divers cas, il y a sang répandu, quelquefois même membre emporté. La première chose à faire est d'arrêter l'hémorrhagie, puis de tâcher de retrouver son membre. Aussitôt retrouvé, on l'envoie à un tourneur pour en faire un pareil en bois.

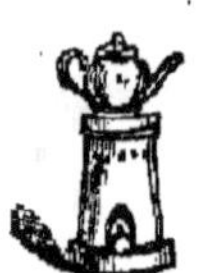

BOURDONNEMENTS D'OREILLES

Cette infirmité est plus ennuyeuse que grave. Depuis que le monde est monde, les médecins ont entassé définitions sur définitions à son sujet, mais ils en sont encore à chercher le moyen de la guérir.

Pour nous, qui n'avons pas l'habitude d'aller par quatre chemins à la fois, — vu que nous n'avons que deux jambes, — nous dirons nettement que cette affection nous semble provenir d'une trop grande agglomération de bruits dans l'oreille. Il faut donc, de toute nécessité, ou diminuer les bruits, ou agrandir l'oreille.

Ce dernier moyen n'est praticable que sur les enfants, et c'est sans nul doute dans leur intérêt à venir que certains parents commencent de bonne heure à leur *allonger les oreilles*.

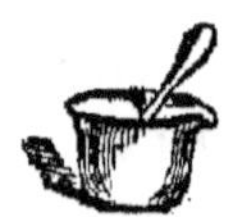

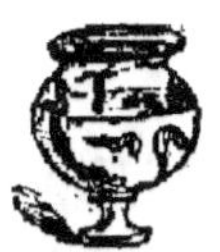

BRULURES

Ces accidents, dont nous nous effrayons tant aujourd'hui, étaient autrefois très en faveur, et sans aller à l'étranger chercher nos exemples, l'histoire nous apprend que nos pères, les Gaulois, se brûlaient entre eux aux jours de grandes fêtes.

En outre, certains pays ont conservé l'habitude de brûler les veuves sur le tombeau de leurs maris. Nous avons sottement renoncé à cette coutume qui allégeait cependant les derniers moments de l'époux, en lui faisant entrevoir sa douce moitié expirant un quart d'heure après lui dans un nuage de feu.

Il y a deux espèces de brûlures : .

Celles qui se guérissent
Et celles qui ne se guérissent pas.

Plus on soigne les premières, plus on a de chances de les faire passer dans la catégorie des secondes.

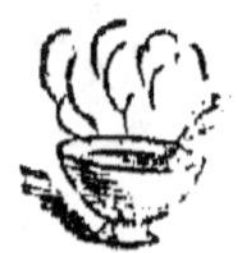

C

CALCULS

On nomme ainsi de petits graviers dont l'amoncellement dans telle ou telle partie du corps permet au malade de faire toutes les *règles* connues d'*arithmétique*. Il y a de bons et de mauvais *calculs*. Les bons *calculs* sont les *calculs* qui sont justes ; les mauvais peuvent nécessiter plusieures *opérations* quelquefois difficiles.

Cette affection se produit principalement chez les hommes, et en particulier chez les gens d'affaires et de bureau. En *somme*, c'est une maladie avec laquelle il faut *compter*, et qui se *multiplie* tous les jours davantage. Quant aux moyens de traitement, les médecins sont *divisés*.

On s'y *soustrait* en prenant beaucoup d'exercice et une profession en dehors du commerce.

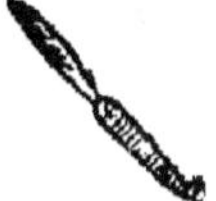

CANCER

Le *cancer* est une maladie fréquente sous les *tropiques*, où on en a fait un des signes du zodiaque. Il forme une tumeur plus ou moins volumineuse et qui ne tarde pas à s'ulcérer.

Cette terrible affection date de l'invention des almanachs, et a été introduite en Europe par les astronomes. On en combat les effets désastreux par l'usage quotidien des quatrains dépuratifs, et en se mettant sérieusement au régime de la CREVALESCIÈRE — non chocolatée.

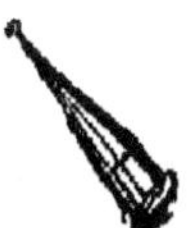

CARIE DES OS

Les os peuvent se carier par différentes causes, qui toutes aboutissent à la désorganisation.

Une fois cette désorganisation commencée, l'amputation de

la partie attaquée est presque toujours nécessaire ; on peut cependant l'éviter en attendant que la carie soit complète. Le membre alors tombe de lui-même.

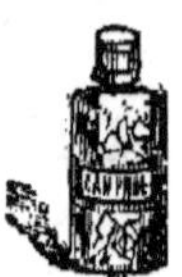

CARREAU DES ENFANTS

Cette maladie attaque surtout les fils de tailleurs. Malgré son nom, elle règne quelquefois à l'état d'épidémie sur les grandes personnes ; elle affecte alors plus spécialement le haut du visage. Nous avons vu des époques où les jeunes gens du meilleur monde avaient tous le *carreau* dans l'œil.

On peut aussi gagner le *carreau* en jouant aux cartes, et y rester en se battant avec un adversaire plus fort que soi.

Les médecins soignent cette affection à leur manière, les vitriers également. Entre nous, ce sont les vitriers qui ont raison.

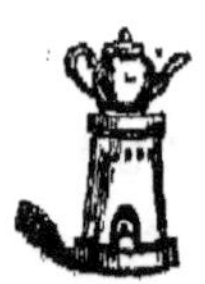

CATARACTE

On nomme *cataracte* une maladie des yeux qui peut amener la perte complète de la vue. Prise au début, on parvient cependant à la guérir chez l'homme ; celle du Niagara est incurable.

Quand par malheur la *cataracte* est ancienne, la meilleure médication à suivre consiste à prendre un orgue de barbarie et à faire l'aveugle dans les rues ou sur les ponts.

Certaines gens achètent des lunettes, d'autres des yeux en verre, mais ce sont là des demi-mesures qui n'ont aucune efficacité.

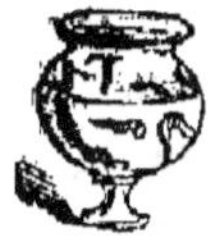

CATARRHE

Le *catarrhe* est la maladie des gens bien portants. Si ce n'était l'ennui de passer vingt-quatre heures par jour à tousser, souffler, cracher, etc., etc., les catarrheux seraient les gens les plus heureux du monde, car ils portent en eux la certitude d'arriver à la plus extrême vieillesse.

Le *catarrhe* occasionne toujours une oppression plus ou moins forte, suivant la saison : lorsqu'en hiver on se sent sur la poitrine un *poids* trop lourd, on s'en débarrasse facilement en le mettant dans un cautère, et en se l'appliquant entre les deux épaules.

Il est bon de s'abstenir de toute espèce de jeux de cartes, qui peuvent, à un moment donné, ramener *la toux*.

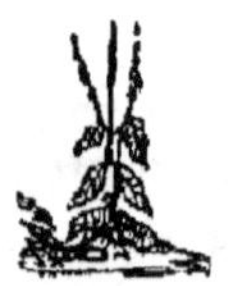

CHARBON

Ainsi que son nom l'indique, le *charbon* est une maladie *noire* qui, lorsqu'elle n'est pas soignée dès le début, s'aggrave rapidement et peut occasionner la mort. On voit journellement des gens asphyxiés par le *charbon*.

Les campagnards et les provinciaux sont, comme les habitants des villes, exposés à cette affection, mais il est reconnu que le *charbon de Paris* dure plus longtemps.

On évite le *charbon* en faisant sa cuisine au gaz.

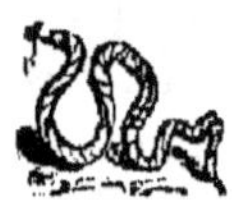

CHOLÉRA

C'est bien à tort que tout le monde s'effraie au seul nom de cette maladie, car elle est à peu près la seule dont on puisse espérer guérir en ne se soignant pas. Il suffit simplement de ne pas perdre la tête, et de laisser tranquillement se produire tous les symptômes jusqu'au dernier, c'est-à-dire jusqu'au moment où le corps devient *noir*. — Il est évident qu'alors le malade est guéri ; — seulement il est devenu nègre.

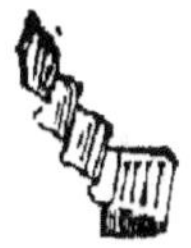

CHUTE

On peut se casser toutes sortes de choses en tombant, d'où il découle tout naturellement qu'on doit toujours faire son possible pour ne pas tomber.

Lorsque, malgré les précautions prises, on n'a pu éviter une chute, le parti le plus simple à prendre, — c'est de se relever.

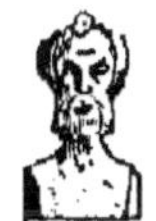

CHAUVETÉ

L'absence complète de cheveux sur le dessus de la tête constitue ce qu'on appelle *chauveté*.

C'est une petite infirmité, que quelques-uns supportent gaillardement, mais que le plus grand nombre essaie de dissimuler sous une perruque.

A de rares exceptions près, on ne devient chauve qu'en vieillissant; on peut donc toujours éviter ce désagrément — en mourant jeune.

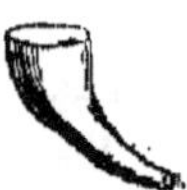

CLOUS

Les *clous* sont des espèces d'abcès, très-douloureux, qui ont la détestable manie de se loger presque toujours où ils gènent quand on veut s'asseoir.

La variété dite de *girofle* se met dans le pot au feu et dans les sauces.

On soigne les *clous* de différentes manières, mais le meilleur moyen de s'en débarrasser est encore de les arracher avec des tenailles.

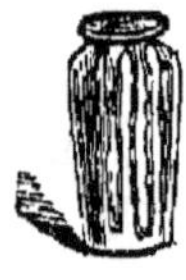

COLIQUES

L'abus des fruits ou une peur rentrée suffisent pour donner la *colique*. Le siége principal de cette indisposition est dans l'intestin grêle ; toutefois, l'opinion qui lui accorde un large parcours n'est pas sans fondement.

Il y a des coliques fécondes et des coliques stériles, mais les unes ne valent pas mieux que les autres. Les Italiens sont très-sujets à ce malaise, sans doute à cause du voisinage du Pô. On guérit les coliques en allant à la Celle (Saint-Cloud).

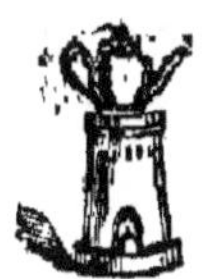

COQUELUCHE

C'est une maladie spéciale aux enfants, mais qui, employée dans un sens figuré, peut devenir épidémique chez les grandes personnes ; ainsi, on dit d'un homme que toutes les femmes se disputent : *c'est la coqueluche du quartier*.

Dans la coqueluche, on tousse pour ainsi dire continuellement ; il y a donc un moyen bien simple de s'en guérir — c'est de ne plus tousser du tout.

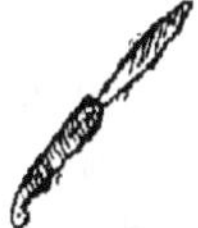

CORS AUX PIEDS

L'origine des *cors* remonte à l'invention des cordonniers. Quand tout le monde marchait pieds nus, personne n'avait de cors ; mais, la civilisation et les bottes aidant, nous avons changé tout cela, à la grande joie des pédicures et des marchands de papiers chimiques, qui étaient sur le pavé avant l'introduction de cette sotte infirmité.

Le *cor* atteint surtout les chasseurs et les musiciens. Les ravages qu'il cause annuellement à l'époque du mardi gras sont devenus légendaires ; mais l'épidémie disparaît avec le mercredi des cendres.

On ne guérit pas les cors, on les soulage en s'apprenant de bonne heure à marcher sur la tête et sur les mains. Pendant ce temps les pieds se reposent, et les cors ne font pas souffrir.

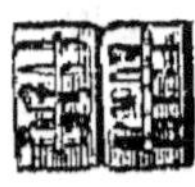

COUCHES

C'est une maladie qui dure neuf jours chez les femmes, et tout l'hiver chez les melons. Au bout de ce temps, on enlève ceux-ci pour être mangés, et celles-là se relèvent pour rentrer dans le monde.

Du reste, melons et femmes ont besoin de soleil, de calme et de soins pendant toute la durée de leurs couches.

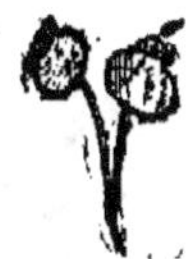

COUPURES

Les pièces de théâtre, les romances, les articles de journaux sont sujets à des coupures plus ou moins graves. On remplace généralement les parties enlevées par quelques points de suspension bien sentis, qui arrêtent en même temps l'écoulement du style. En médecine, ces points de suspension prennent le nom de diachylum ou de taffetas d'Angleterre.

Les gens très-gras et les menteurs sont exposés à se couper souvent ; les premiers en marchant, les seconds dans la conversation.

Inutile de dire que ces deux *coupures* n'ont absolument rien de commun entre elles, et qu'il serait puéril de vouloir les soigner de la même manière.

Autre observation. Les coupures qui atteignent les chairs amènent ordinairement le *sang ;* celles pratiquées sur des livres l'arrêtent — le *sens*.

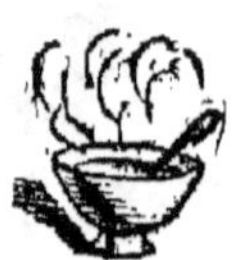

CRACHEMENT DE SANG

Les crachements de sang se produisent presque toujours par la bouche ; ils changent de nom quand ils prennent une autre voie, ce qui se comprend parfaitement, du reste.

Les personnes sujettes aux crachements de sang en atténueront facilement les mauvais effets en ravalant leur salive.

C'est la médication la plus simple que nous connaissions, attendu qu'elle est à la portée de tout le monde.

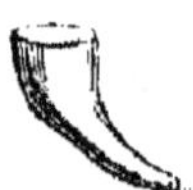

CRAMPES

On nomme ainsi une contraction des nerfs qui se produit le plus ordinairement dans les jambes. Les médecins recommandent, pour les faire cesser, de mettre immédiatement le pied nu sur du marbre froid. Mais comme on n'est pas toujours déchaussé au moment où une crampe vous prend, et qu'en outre il peut très-bien se faire qu'on n'ait pas juste à propos du marbre *sous la main*, il est beaucoup plus simple d'allonger un coup de pied à son voisin le plus proche, les nerfs se détendent comme par enchantement et la crampe disparaît.

Ce traitement est à la portée de toutes les intelligences et peut se suivre, même en voyage.

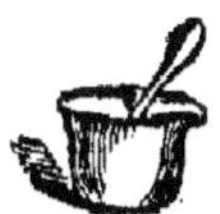

CROUP

Le *croup* est une maladie qui se gagne chez les enfants et qui a son siége dans le larynx. On reconnaît le croup à sa toux spéciale, qui rappelle assez bien le chant du coq, ce qui permet, au besoin, d'utiliser les enfants qui en sont atteints en les employant à réveiller leurs parents.

Quand cette maladie attaque les grandes personnes, elle leur facilite l'entrée des salons de jeux, dans les villes d'eau ? elle devient alors à peu près chronique et ses *adeptes* prennent le nom de *croupiers*. Pour les distraire de leurs souffrances on leur donne quelquefois un rateau, et on les envoie jouer avec.

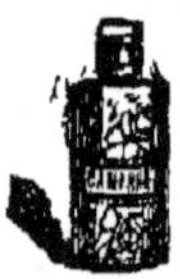

D

DENTS (Maux de)

Tant que les hommes auront des dents, ils seront exposés à en souffrir. Le premier qui aura le courage de se les faire arracher toutes en venant au monde, entraînera peut-être les autres par son exemple, et il épargnera à l'humanité bien des douleurs.

On fait aujourd'hui de si jolies dents artificielles, qu'on ne comprend vraiment pas l'entêtement de la presque généralité des hommes et des femmes à vouloir garder celles que la nature leur a données.

Les dents sont utiles pour manger et pour mordre; toutefois, les personnes qui n'en ont pas ont toujours la ressource de se faire aider par un domestique.

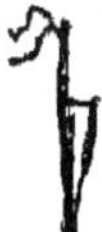

DÉPOT

Le *dépôt* est originaire de la Préfecture de police. C'est une espèce d'abcès de mauvaise apparence, que les vagabonds de Paris connaissent tous plus ou moins, et qu'il convient de soigner dès le début, si on veut éviter plus tard une amputation douloureuse.

Il est toujours imprudent de garder longtemps un *dépôt*, mais il peut également devenir dangereux de s'en défaire brusquement. Il y a des *dépôts* qui sont sacrés, et auxquels un honnête homme ne doit jamais toucher — sous peine de passer pour voleur.

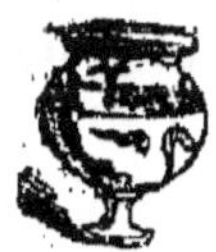

DIABÈTE SUCRÉ

Si nous n'étions pas les esclaves d'une absurde routine, incapables d'aucune initiative intelligente, il y a longtemps que nous aurions trouvé le moyen d'utiliser le sucre rendu par les diabétiques, au même titre que celui qu'on extrait journellement de la canne et de la betterave.

Et quoi de plus simple cependant. Puisque la femme nourrice donne son lait, pourquoi l'homme diabétique ne donnerait-il pas son sucre?

En attendant, gardons-nous bien de soigner les gens atteints du *diabète*, ils sont des réservoirs providentiels, qu'il est important de ne jamais laisser tarir.

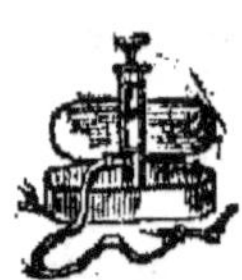

DIGESTION MAUVAISE

On digère mal les aliments lourds, tel que les pâtisseries, les viandes de porc, les romans de Ponson du Terrail, les drames de la Gaîté et les tranches de melon.

Pour certaines natures délicates, les injustices et les mauvais traitements sont également d'une digestion difficile.

Les médecins persistant à suivre toujours l'ornière battue, n'ont encore rien trouvé de mieux, pour combattre les mauvaises digestions, que de recommander le thé, la camomille et l'eau de mélisse. Ils ont l'air de reculer devant le seul remède vraiment efficace, et que nous nous faisons une gloire d'être les premiers à indiquer.

Les personnes sujettes aux mauvaises digestions doivent s'abstenir de toute nourriture.

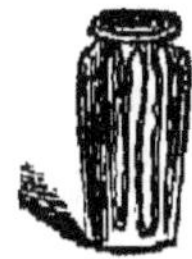

E

ÉCROUELLES

Cette maladie n'existe que dans les pays monarchiques, où la Providence à le soin d'entretenir constamment le remède à côté du mal. A première vue, les *écrouelles* ont quelque chose de répugnant, et les personnes qui en sont affligées s'efforcent de les dissimuler le plus qu'elles peuvent. Mais à les examiner de près, on leur trouve simplement une vague ressemblance avec des reprises mal faites, ou dont on aurait oublié de repasser les coutures.

Les *écrouelles* viennent généralement par héritages, mais sans qu'il soit besoin de les faire figurer sur un testament. Il n'est pas d'exemple que des parents se soient jamais disputés la propriété de telles ou telles écrouelles. Ce sont de ces choses qui rentrent sous l'application du principe : Possession vaut titre, et qu'il est de bon goût, dans une famille unie, d'abandonner, sans discussion, au porteur.

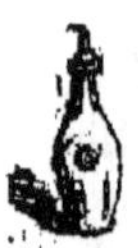

EMPOISONNEMENTS

On peut être empoisonné de différentes manières ; ce qui ne veut pas dire que la meilleure vaille grand chose. Toutefois ce genre de maladie a cet avantage, qu'on vous fait assez souvent les honneurs de l'autopsie, en cas de mort. A la suite de cette petite opération, il est d'usage que les médecins révèlent à la famille ce qu'ils auraient dû faire pour vous sauver !...

L'empoisonnement étant donc une chose difficile à guérir, il est bon de s'empoisonner le moins possible. Pour cela, il suffit de faire goûter tous ses mets par son portier ou par sa femme — et de n'en manger soi-même que quarante-huit heures après.

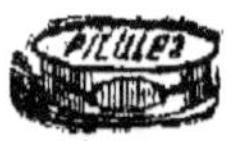

ENFLURES

Il y a enflures et enflures, comme il y a fagots et fagots. Les femmes sont sujettes à une enflure spéciale, dite de neuf mois, après laquelle elles passent généralement dans la catégorie des mères de famille.

La meilleure enflure est celle du porte-monnaie, mais bien peu de gens sont à même de l'éprouver.

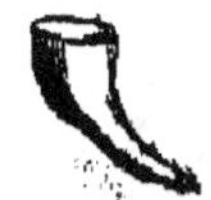

ENGELURES

Les *engelures* s'attaquent principalement aux extrémités. C'est une indisposition particulière à la saison d'hiver, et aux marchandes des halles.

L'engelure aiguë n'est rien par elle-même, mais elle peut devenir incurable, si on la néglige. Le nez d'Hyacinthe du Palais-Royal n'est arrivé à son développement actuel que par la superposition d'un nombre considérable d'engelures.

Le meilleur moyen de se préserver de ces petits malaises, consiste à n'exposer à l'air aucune de ses extrémités.

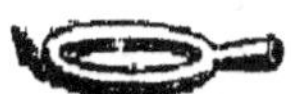

ENTORSE

L'*entorse* est une foulure du pied, qui ne s'attrape guère qu'en marchant. On peut donc être à peu près certain de n'en jamais avoir en restant toujours dans son lit, ou en ne sortant qu'en voiture.

Certains invalides se préservent des entorses en se servant de jambes de bois.

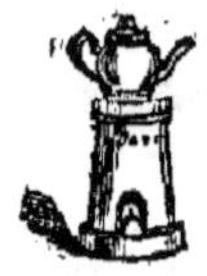

ÉPILEPSIE

C'est une contraction des muscles et des nerfs, qui se traduit par des mouvements désordonnés du corps. Autrefois, les gens épileptiques étaient repoussés de partout et n'étaient bons à rien, aujourd'hui, on les utilise dans les bals publics en leur faisant danser le cancan, et dans les cirques, où ils exécutent toutes sortes de tours.

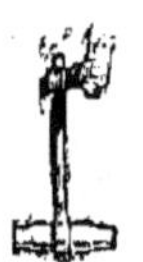

ÉRYSIPÈLE

On nomme ainsi une espèce d'inflammation qui se produit le plus souvent à la face et qu'on soigne au moyen d'un masque de toile imprégné de saindoux, qu'on applique sur la figure du malade, en ayant soin de faire des trous à la place des yeux et de la bouche.

C'est du traitement de l'érysipèle qu'est née l'invention du carnaval et l'habitude de se couvrir le visage d'un masque. Les hommes ont de tout temps aimé à rire de leurs maux.

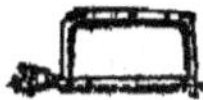

EXTINCTION DE VOIX

L'extinction de voix est un enrouement poussé à l'extrême. Dans cette maladie, la voix humaine se rapproche agréablement de l'aboiement du chien, ce qui fait qu'on pourrait peut-être employer les gens qui en sont atteints à garder la nuit les cours des fermes.

Quand on a une extinction de voix, il est prudent de s'abstenir de chanter le grand air de *Lucie*, ainsi que de faire des déclarations aux dames. La *voix* d'un homme enroué à ce point est tout au plus bonne à nommer un député — de la catégorie de ceux qui ne parlent jamais.

L'extinction de voix se guérit avec le temps, sauf pourtant celle des muets de naissance, qui est incurable.

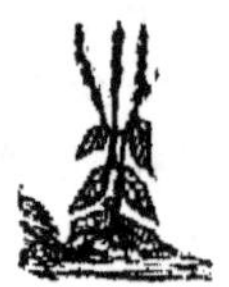

F

FIÈVRES

Quand on a la fièvre, on va se coucher. C'est le conseil que tout le monde donne à Bazile, dans le *Mariage de Figaro*, et le conseil est bon.

Le pouls agité est un des principaux symptômes de la fièvre ; cependant dans les fièvres *lentes*, on n'a presque pas de *pouls*. Son agitation étant d'ailleurs uniquement produite par le sang, il suffit de saigner le malade jusqu'à la dernière goutte pour arrêter instantanément tous les battements du pouls. Le malade en meurt quelquefois, mais la fièvre disparaît toujours.

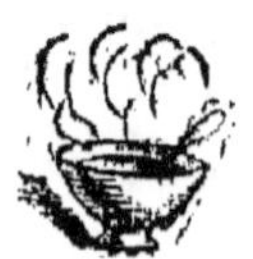

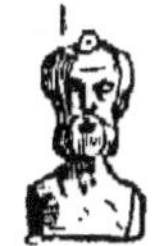

FLUXION

On nomme ainsi une sorte d'enflure qui se produit le plus souvent à la joue, à la suite d'abcès ou de maux de dents. Cette maladie attaque aussi les poumons, et prend alors le nom de *fluxion de poitrine*.

La fluxion de poitrine des hommes n'a rien de commun avec celle des femmes, qui est ordinairement extérieure, et dont, avec leur adresse ordinaire, celles-ci sont parvenues à faire un ornement de leur sexe.

On cite à Paris quelques belles fluxions de poitrine; mais on les compte par milliers dans les campagnes — et surtout parmi les nourrices.

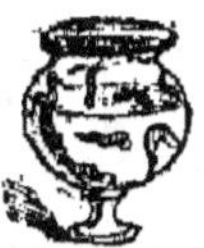

FOIE (MALADIE DU)

Le *foie* est sujet à diverses maladies plus ou moins graves contre lesquelles il est bon de se tenir constamment en garde.

Ces maladies affectent toujours de s'attaquer aux gens

honnêtes et qui n'ont qu'une parole. Ceux au contraire qui manquent de *foi* en sont naturellement exempts.

D'où il suit que les parents qui le donnent à leurs enfants (*le fouet*) ont grand tort, puisqu'ils leur préparent une foule d'indispositions pour l'avenir.

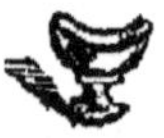

FOLIE

La folie est l'état à peu près permanent de la majorité de l'espèce humaine, c'est-à-dire que tous les fous ne sont pas à Bicêtre et à Charenton.

Dans cette maladie on se figure être tout autre que ce qu'on est réellement. Il n'est pas jusqu'aux imbéciles qui ne croient avoir de l'esprit.

Dans les maisons de santé, on soigne la folie par les douches et autres moyens violents; mais dans la vie ordinaire on est plus indulgent pour les malheureux aliénés. De crainte, sans doute, de les voir passer d'une folie douce à une folie furieuse, on ferme les yeux sur beaucoup de leurs sottises. C'est ce qui explique qu'il y ait encore aujourd'hui des gens qui lisent la *Patrie*, qui vont à l'Odéon ou qui font des tragédies sans être inquiétés.

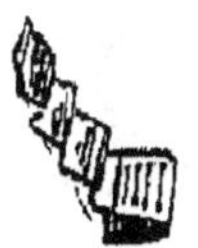

FRACTURES

L'homme porte en lui-même une masse de choses suscep-
tibles de se *casser*. Ce sont ces accidents qu'en langue mé-
dicale on nomme *fractures*.

Les vieillards sont quelquefois complétement *cassés*, ce qui
ne les empêche pas d'aller et de venir, tant que les morceaux
continuent à tenir ensemble.

En cas de *fracture* d'un membre quelconque : bras, jambe,
etc., etc., il est important de le faire raccommoder au plus
tôt, car il ne se recollerait pas tout seul, et son remplace-
ment par un membre en bois pourrait devenir nécessaire.

A Paris, les *fractures* de jambes conduisent quelquefois à
l'hôpital, — quand aux *fractures* de portes, elles mènent in-
variablement à Mazas.

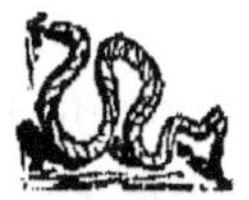

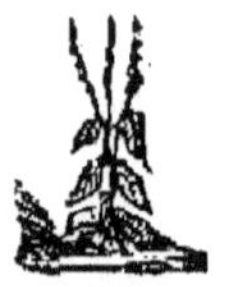

G

GALE

La *gale* est originaire d'Angleterre, où elle a même donné
son nom à toute une principauté. Certains esprits bornés
considèrent la *gale* comme une maladie ; c'est là une de ces
erreurs qu'on ne saurait trop combattre, et qu'il est du devoir de tout bon *idiopathe* de ne pas laisser se propager davantage.

Loin d'être une maladie, la *gale* est au contraire un bien-
fait des dieux, puisqu'elle épargne à l'homme qui en est atteint les poignées de mains hypocrites de ses semblables. En
outre, elle l'autorise à fuir le monde, sans l'exposer pour
cela à être accusé de sauvagerie ou d'impolitesse. Ce sont là
des avantages trop réels pour que nous conseillions jamais à
un galeux de guérir sa *gale*, en détruisant l'insecte qui l'occasionne.

Cet insecte est le meilleure ami des philosophes et des pen-
seurs, qu'il oblige à rester chez eux et à travailler; aussi est-
ce évidemment à lui et aux bienfaits qu'il procure que pen-
sait le bonhomme Lafontaine lorsqu'il a dit :

On a souvent besoin d'un plus petit que soi.

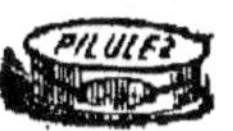

GASTRITE

On appelle ainsi une maladie dans laquelle l'estomac se refuse à digérer toute espèce d'aliments. Les allopathes et les homœopathes rangent la *gastrite* parmi les maladies mortelles, et de fait, ils n'ont jusqu'à présent rien trouvé pour la guérir.

Avec notre méthode, au contraire, plus de *gastrite* chronique ou rebelle. Il suffit de mettre, dès le début, le malade à une diète sévère, et de veiller à ce qu'il suive quotidiennement ce régime de son vivant.

Il peut se faire qu'au bout de quelque temps le sujet vienne à mourir de faim, mais à coup sûr, ce ne sera pas de sa *gastrite*.

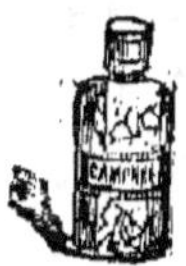

GERÇURES

Les *gerçures* sont produites par une transition brusque du chaud au froid. Elles n'atteignent généralement que les parties du corps exposées à l'air, comme les mains, le nez et les lèvres.

En vieillissant, les *gerçures* prennent le nom de *crevasses*, mais elles ne valent pas mieux pour cela. On soigne les unes et les autres par des applications externes de *quatrains dépuratifs.*

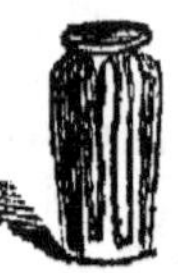

GOITRE

Encore une des âneries de nos soi-disant médecins. A leurs yeux, le *goître* est une infirmité, tandis qu'il devrait être considéré comme un ornement.

Il est clair que le *goître* est un supplément de gorge que la nature a accordé aux femmes de certaines contrées montagneuses. Ce supplément peut paraître exagéré dans nos pays plats, où le beau sexe manque souvent du nécessaire ; mais loin de chercher à le détruire où il existe, nous devrions faire tous nos efforts pour le propager chez nous.

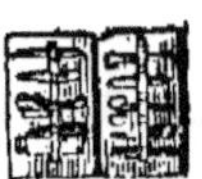

GOURME

Les premiers hommes qui ont habité la terre ignoraient complétement l'usage des vestons et des bretelles. Ils vivaient nus, comme les autres animaux, et ils ne s'en portaient pas plus mal.

Mais, en ce temps-là, la peau de l'homme n'était pas ce qu'elle est aujourd'hui, mince et blanche, elle était épaisse et calleuse ; en sorte qu'elle suffisait à elle seule pour protéger nos pères contre le froid et contre la pluie.

Un beau jour, les *gandins* de l'époque s'avisèrent de trouver cette peau peu convenable, puis, remarquant qu'elle s'enlevait facilement chez les enfants, ils mirent à nu la peau actuelle, que la civilisation déclare être la véritable peau humaine, — l'autre n'en étant que l'enveloppe grossière. —

C'est depuis ce temps que nous avons la peau fine et blanche — et que nous portons des gilets de flanelle.

Quant à l'ancienne peau, nous l'avons dédaigneusement appelée *gourme*, et nous nous empressons de la faire disparaître chez nos enfants, aussitôt qu'elle a l'audace de se montrer.

Qui sait si nous reverrons jamais les temps primitifs ?

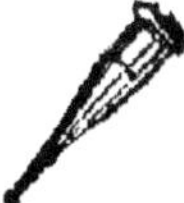

GOUTTE

Cette affection ne respecte personne : elle s'attaque aux civils comme aux militaires et aux bonnes d'enfants. Les gens riches y sont pourtant plus sujets que les autres, mais elle n'épargne pas pour cela les malheureux. Les premiers gagnent la *goutte* dans une vie molle et oisive; les seconds la prennent sur le comptoir des liquoristes. Dans les deux cas, elle empêche généralement les malades de marcher ; seulement on dit des uns qu'ils sont souffrants, et des autres qu'ils sont ivres.

On distingue diverses espèces de gouttes, qui ne sont pas toutes mauvaises au même degré Les plus répandues sont le trois-six, le fil en quatre et le fil en huit.

En hiver, cette liste s'augmente d'une espèce spéciale, qu'on appelle la *goutte au nez*, et qui n'a rien de dangereux. Il suffit le plus souvent de s'essuyer le nez avec son mouchoir pour la faire disparaître.

GRAVELLE

On donne ce nom à une maladie dans laquelle on rend une substance à peu près semblable à du gravier ou du sable. C'est encore là une de ces précautions admirables de la nature qui a placé en nous-mêmes tout ce qu'il faut pour la remplacer, le jour où nous ne trouverons plus en terre de quoi sabler nos jardins.

En attendant, on construit des pays entiers avec ce sable,

témoin le plateau *de Gravelle* dans le bois de Vincennes, immense réserve où nos petits-neveux seront peut-être heureux de venir puiser.

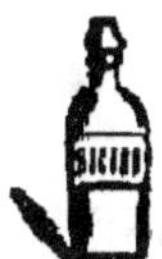

GRIPPE

La *grippe* est un rhume qui nous fait prendre les gens en antipathie — et beaucoup de tisanes. Dans cette maladie, il semble que la gorge *pique* et l'on tousse constamment.

Il faut deux mois aux médecins ordinaires pour guérir la *grippe*. Avec notre méthode, on s'en débarrasse en un instant : il suffit de remplacer les jeux de cartes par les **jeux de** billard ou de dominos — où *l'atout* n'existe pas.

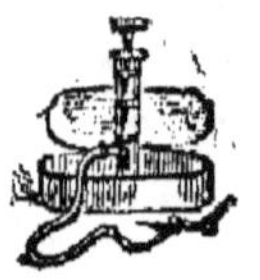

II

HALEINE MAUVAISE

On nomme *haleine* l'air que les poumons renvoient au dehors. Dans l'état de santé, cet air doit être frais et sans odeur ; malheureusement c'est le cas de bien peu de gens, et le nombre de ceux qui ne peuvent pas se sentir augmente tous les jours.

Il n'y a qu'un seul moyen de guérir la *mauvaise haleine* — au moins en apparence — c'est de retenir sa respiration devant le monde, quitte à se rattraper quand on est seul avec sa femme.

La laine des brebis n'a rien de commun avec celle dont nous parlons — pas plus que l'*alène* des cordonniers.

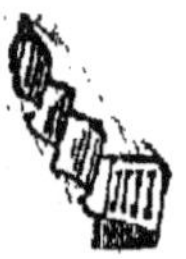

HAUT MAL

Cette affection est originaire d'Algérie, où elle a donné son nom à un duc et à une province. On prétend que là-bas elle sert d'apprentissage aux clowns et aux gymnastes, qui y puisent le secret de contorsions inédites et de dislocations nouvelles, qu'ils viennent ensuite exécuter sur le continent.

Autrefois on étouffait les pauvres gens atteints du *haut mal*, aujourd'hui on les engage à l'Hippodrome; mais on ferait mieux de les engager à se soigner.

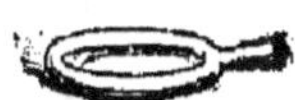

HÉMORRHAGIE.

Tout épanchement de sang est une *hémorrhagie*, qui se prolonge plus ou moins longtemps, et qui, si on ne parvient à l'arrêter, produit la mort, témoin les gens auxquels on coupe la tête.

La guerre est une des plus effrayantes causes d'hémorrhagies modernes; aussi, pour être logique, au lieu de dire : bataille de Sadowa, bataille d'Inkermann, bataille de Solférino, on devrait dire : hémorrhagie de Sadowa, hémorrhagie d'Inkermann, hémorrhagie de Solférino.

Le seul moyen d'arrêter les épanchements de sang consiste à boucher le trou par lequel il coule.

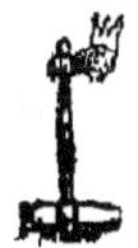

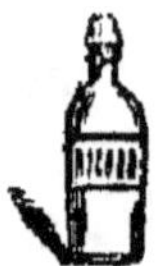

HÉMORROIDES.

Asseyez-vous dessus.

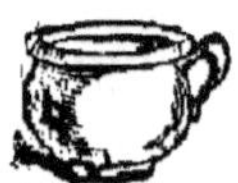

HOQUET.

Le *hoquet* est un mouvement convulsif du diaphragme, qui a lieu généralement pendant la digestion et qui produit dans la gorge une espèce de son rauque et inintelligible.

Il y a divers genres de *hoquets*. Le plus ancien est le *père hoquet*, chez lequel, à force de patience, on est arrivé à rendre compréhensibles les sons ci-dessus et à en extraire des mots et des lambeaux de phrases.

La manière de faire passer un *hoquet* est très-simple. Il suffit de provoquer chez la personne un mouvement de peur — en lui faisant accroire, par exemple, qu'elle a mangé à son dîner de la *Revalescière Dubarry*.

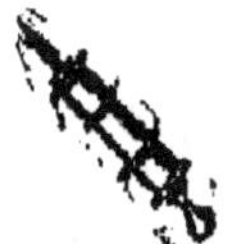

HYDROPISIE.

Tous les méchants sont buveurs d'eau, et tous les buveurs d'eau deviennent hydropiques. C'est une de ces fatalités auxquelles il est impossible de se soustraire, et qui se comprend parfaitement, du reste, puisque l'*hydropisie* est un épanchement d'eau. Il suit de là que, moins on en boit, moins on a de chances de gagner cette maladie.

Du temps où les apothicaires allaient exercer leur industrie à domicile, les cas d'*hydropisie* étaient très-fréquents; ils ont beaucoup diminué depuis lors.

L'antiquité a gardé le souvenir d'un hydropique fameux, du nom de Diogène; ce malheureux était devenu tellement énorme, à force de boire de l'eau, que les Athéniens avaient fini par s'imaginer qu'il logeait dans un tonneau. Je crois même que cette fable est venue jusqu'à nous, et qu'on a tenté de faire de Diogène un philosophe. C'est à faire hausser les épaules d'un mort.

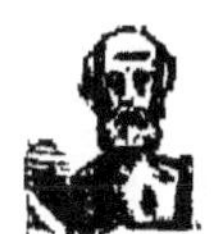

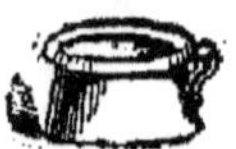

HYPOCONDRIE.

On donne ce nom à une certaine prédisposition aux humeurs noires, qui se rencontre surtout chez les gens mariés, et que le veuvage fait disparaitre comme par enchantement.

Par malheur, un médecin ne peut pas conseiller à un mari hypocondre de tuer sa femme, pour revenir à la santé; c'est au malade à comprendre à demi-mot.

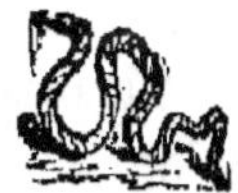

I

INDIGESTION.

Pour avoir une indigestion, il faut de toute nécessité avoir mangé; or, comme on n'a guère l'habitude de manger que lorsqu'on se porte bien, il est évident que l'indigestion ne peut pas être une maladie.

C'est tout simplement un trop-plein de l'estomac qui se passe comme tous les *trop-plein*, en débordant. On ne saurait donc se méfier assez des soi-disant élixirs ou bonbons digestifs qui ne servent absolument qu'à prolonger, sans raison, un malaise local. Le mieux, en pareil cas, est de se tenir à l'écart, afin de dérober à autrui le spectacle de ses dissensions intestines et de laisser agir la nature. Ce sont de ces moments où l'homme le plus poltron finit par porter haut le cœur.

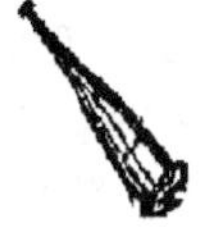

INSOMNIE.

Le sommeil est une nécessité hygiénique. Notre corps, quand nous dormons, se retrempe dans le repos — et dans la transpiration. C'est sans doute pour obtenir plus promptement ce dernier résultat qu'on a pris l'habitude de se couvrir davantage la nuit que le jour.

A Paris, l'administration prévoyante a généreusement multiplié les causes de sommeil, afin de combattre les accidents de l'insomnie. Ses remèdes s'emploient concurremment avec ceux de la médecine. Tout le monde sait que : les têtes de pavots, les conférences, l'éther, le journal l'*Univers,* l'opium et les tragédies, ont le privilége de faire dormir.

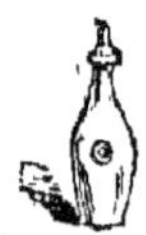

IVRESSE.

Ce n'est pas plus une maladie que l'indigestion. Certaines gens prétendent même qu'on ne se porte jamais mieux que lorsqu'on est ivre, et ils font naturellement leur possible pour être toujours en parfaite santé.

Il est de fait que l'ivresse met en belle humeur; or, on ne rit pas quand on est malade. L'homme qui a bu, lui, chante, danse et cause tout seul; souvent, même, il va jusqu'a prêter de l'argent à ses amis — ce qui est la preuve d'un déménagement de la raison.

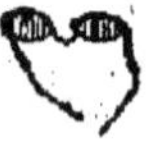

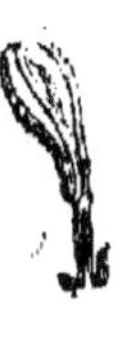

J

JAMBES (MAUX DE)

Il y a plusieurs variétés de maux de jambes, comme il y a du reste, aussi, plusieurs variétés de jambes. La manière de les porter n'est pas non plus la même dans tous les pays et chez tous les peuples.

Bien que la grande généralité de l'espèce humaine se serve des jambes pour marcher, les gens pressés les mettent parfois *à leur cou,* pour courir plus vite, quitte à les avoir *dans le ventre,* en revenant. Ces deux cas, du reste, ne présentent aucune gravité.

Les jambes faites de chair et d'os peuvent seules être attaquées de maladies; il va sans dire qu'un invalide ne souffre pas de sa jambe de bois.

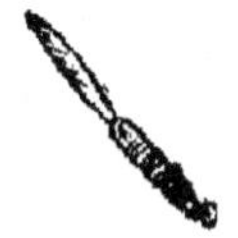

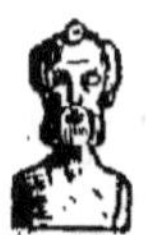

JAUNISSE.

Cette maladie est particulière aux citrons, et aux personnes bilieuses. Les gens mariés sont, de leur côté, exposés à une espèce de *jaunisse* morale qui n'est pas sans désagréments. Dans la première espèce, il faut laisser à la bile en mouvement le temps de se remettre en place; dans la seconde, il faut tâcher de la passer sur les épaules de l'amant de sa femme.

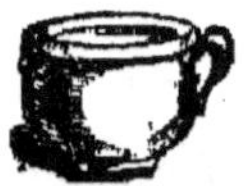

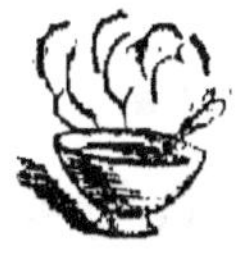

L

LAIT RÉPANDU.

Cette affection n'atteint guère que le sexe auquel la plupart des enfants doivent leur mère. Les jeunes filles au-dessous de treize ans et les femmes au-dessus de cinquante en sont en outre exemptes ; cependant on a vu de toutes petites filles répandre leur lait en allant, le matin, faire les commissions de leurs parents ; mais comme, dans ce cas, le lait répandu tombe généralement à terre, on en est quitte pour ne pas le ramasser, et tout est dit.

Chez les grandes personnes, au contraire, le lait peut se porter dans telle ou telle partie du corps, et amener des maladies graves ; il est donc très-important de ne pas lui ouvrir une issue.

Les femmes de ménage et les cuisinières sont sujettes à laisser leur lait se répandre dans le feu ; mais, sauf l'inconvénient de l'odeur désagréable qui en résulte, ce cas ne présente aucune gravité.

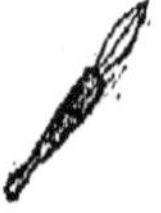

LÈPRE.

Cette maladie, très-connue des anciens, a presque disparu aujourd'hui. Du temps des Croisades, elle sévissait sur toute l'Europe, et les chevaliers de la chrétienté se faisaient une gloire de s'appeler : *les preux*. Maintenant il faut aller en Orient pour en trouver.

Les médecins de la Faculté prétendent que la lèpre est une maladie de peau. — Erreur! — La lèpre est tout bonnement de la crasse, dont on se débarrasse aisément, au début, en prenant un grand bain.

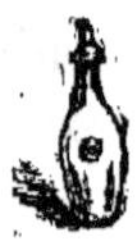

LÉTHARGIE.

Être vivant, et présenter toutes les apparences de la mort; voilà ce qu'on nomme être en léthargie. C'est, en somme, une défaillance plus ou moins longue, et dont l'un des inconvénients, en cas de durée, est d'exposer le malade à être enterré vivant.

Il y a plusieurs moyens de distinguer le sommeil léthargique du sommeil de la mort. Le meilleur consiste à couper, l'un après l'autre, les quatre membres du cadavre ; s'il se réveille pendant l'opération, il y a des chances pour qu'il vive encore ; s'il ne bouge pas, c'est qu'il est réellement mort.

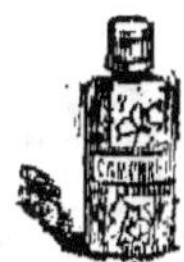

LÈVRES GERCÉES.

Cette petite incommodité revient tous les ans avec les premiers froids. Les dames y sont plus sujettes que les hommes, — sans doute parce que leur peau est plus douce et aussi parce qu'elles ne portent pas de moustaches.

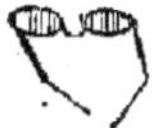

LOUPE.

On nomme ainsi une espèce de tumeur grossissante, qui vient généralement à la tête, et avec laquelle on augmente le volume apparent des objets.

Les personnes qui sont affligées de cette excroissance ont peu de goût pour le travail et lui préfèrent la flânerie ; d'où est venu le verbe *louper*, pour désigner l'action de ne rien faire et le nom de *loupeurs* donné à ceux qui ne font rien. La *loupe* n'est pas une maladie grave, on en fait d'artificielles à l'usage des horlogers, qui ont pris l'habitude de s'en servir pour travailler et qui ne s'en portent pas plus mal.

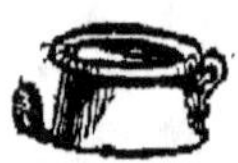

LUETTE ENFLÉE.

La luette enfle sous l'action du froid extérieur ou par suite d'une irritation interne.

Dans l'un et l'autre cas, du reste, l'effet est le même : il semble que la gorge se resserre et l'on éprouve une égale difficulté à respirer et à manger. Parfois la respiration produit une espèce de sifflement auquel on a donné le nom de : *Chant de la luette,* — sans doute parce qu'il a lieu surtout le matin, — ainsi que tendrait à le faire croire ce vers de Shakespeare :

> Non, c'est le rossignol, ce n'est pas *ma luette,*
> Reste mon Roméo près de ta Juliette.

En somme, quand on se sent la luette enflée, le plus simple est de la faire désenfler au plus vite.

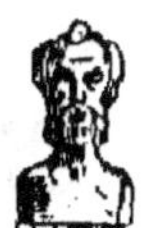

LUMBAGO.

En bon français : Courbature. Le *lumbago* se dit surtout de la courbature des reins. Cette indisposition vient, le plus souvent, à la suite de fatigues ou d'efforts. Elle est plus ou moins violente et parfois très-douloureuse.

Le meilleur moyen de s'en débarrasser est de se mettre au lit. Les reins ne fatiguent que lorsqu'on est debout, d'où il résulte que si l'on restait toujours couché, on n'aurait jamais de *lumbago*.

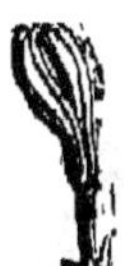

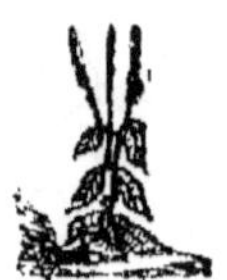

M

MAL D'AVENTURE.

C'est ordinairement une inflammation partielle, qui amène à sa suite un gonflement plus ou moins prononcé de l'endroit attaqué. On a donné à cette indisposition le nom de *mal d'aventure*, parce qu'il est très-rare que le malade lui-même sache où il l'a contractée. Chez les hommes, elle attaque généralement l'extrémité des doigts ; mais chez les femmes, il n'est pas rare de la voir se localiser dans le ventre.

L'inflammation des doigts dure neuf jours , celle du ventre, neuf mois.

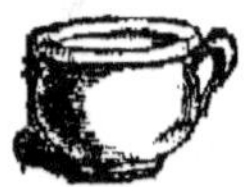

MAL DE COEUR.

Sans être une maladie, dans l'acception complète du mot, c'est là un malaise qui fait parfois terriblement souffrir. Nul n'en est exempt, l'homme énergique et fort y est aussi bien exposé que l'être faible et débile. On a même remarqué que les cœurs les plus haut placés sont ceux qui ont le plus de propension à être malades.

Une des singularités du *mal de cœur*, c'est que celui qui le ressent éprouve involontairement le besoin de fuir la société de ses semblables et d'aller rêver à l'ombre :

> Cherchant, seul, loin du monde, un endroit écarté,
> Où d'être homme de *cœur* il ait la liberté.

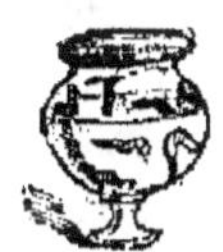

MAL DE GORGE.

Pour avoir mal à la gorge, il est clair qu'il faut en avoir une ; aussi est-ce une affection que beaucoup de femmes de Paris ne connaissent que de nom, et qui tend, de jour en jour, à disparaître.

Les maux de gorge des hommes n'ont, naturellement, rien de commun avec ceux du beau sexe. On soigne les premiers intérieurement, au moyen de sirops raffraîchissants et de tisanes émollientes, et les seconds à l'aide d'un simple corset plus ou moins ouaté.

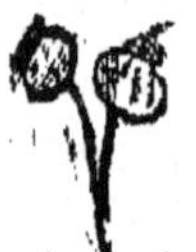

MAL DE TÊTE.

C'est le mal des grands esprits, dit le proverbe; ce qui n'empêche pas les idiots de l'attraper aussi. Toutefois, il est bon de faire une petite distinction, car si les premiers ont ordinairement *mal à la tête*, les seconds ont le plus souvent *mal aux cheveux*, ce qui n'est pas tout à fait la même chose.

Une des variétés du mal de tête est la *migraine*; c'est une espèce spéciale aux jolies femmes, et dont elles abusent peut-être un peu.

Il va sans dire que cette indisposition est sans effet sur les personnes qui ont perdu la tête, ainsi que sur celles qui n'ont pas la tête à elles, quand bien même elles n'auraient pas davantage celle d'un autre.

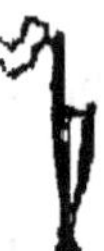

MALADIES DE LA PEAU.

En l'état de santé, la peau est unie et lisse; mais l'arrosement quotidien de la transpiration y développe ordinairement une végétation follette, qui croît sans le secours d'aucun jardinier, et dont la couleur varie à l'infini.

Sans être précisément nuisible, cette herbe parasite ne laisse pas que de vivre aux dépens de tout l'organisme ; aussi est-il bon d'en surveiller attentivement le développement, pour ne pas se laisser tout à fait absorber par elle.

Les principales *maladies de la peau* sont : les puces, les poux et les marques de la petite vérole; mais aucune d'elles n'est dangereuse.

Les gens qui se battent en duel et les soldats sont en outre exposés à une quatrième espèce, que nous appellerons blessures, et qui peut facilement devenir mortelle.

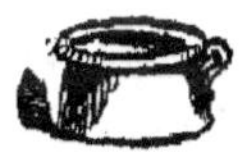

MAL DE MER.

Le caractère principal de cette indisposition est de ne s'attaquer qu'aux gens qui voyagent sur l'eau. Elle est produite par les mouvements en long et en large du bateau, qui obéit lui-même à l'impulsion des vagues.

Le seul moyen de ne pas avoir le *mal de mer* est de voyager constamment par terre. Il y en a bien encore un autre, mais il n'est pas à la disposition de tout le monde, et il dépend un peu de la longueur du trajet à faire : c'est de nager.

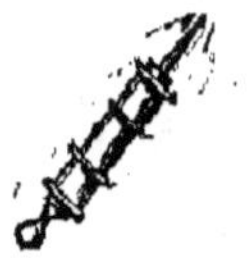

MAL DU PAYS.

Cette affection fait de grands ravages parmi la classe des bonnes, des cuisinières et des femmes de chambre. Elle porte généralement des moustaches et un pantalon rouge, et se cache sous toutes sortes de noms pour mieux envelopper sa proie.

Quand la maladie commence, elle prend ordinairement la taille, pour attaquer, de là, le cou, la poitrine, la bouche, et, enfin, le corps tout entier.

Il est donc important de lui opposer de suite la plus énergique résistance ; car plus on attend, plus elle est difficile à vaincre, et il vient un moment où elle couche, sans force et sans voix, la pauvre fille qui n'a pas, tout d'abord, résisté assez vaillamment.

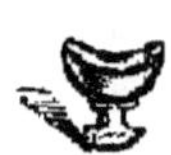

MARASME.

C'est un affaiblissement complet du corps et de ses facultés. Le malade devient sombre et s'éteint peu à peu, comme une lampe manquant d'huile.

Les causes de cette singulière affection sont multiples ; les chagrins, la lecture du *Constitutionnel*, les excès de tous genres, la fréquentation du théâtre Déjazet, l'usage du vélocipède et de la Revalescière y prédisposent.

Un des symptômes les plus caractéristiques du *marasme* étant la tristesse, il n'est pas de meilleur remède que la gaieté.

MASQUE.

Le *masque* est spécial aux femmes grosses et au carnaval ; avec cette distinction que, dans le premier cas, il peut se porter indéfiniment, tandis que, dans le second, il tombe de lui-même à l'apparition du carême.

Le *masque* vient généralement au visage. Il peut être produit alternativement par une cause interne ou par une cause externe. Ceux de cette dernière catégorie se font en carton peint, et ne présentent d'autre danger que celui de déteindre sur la peau.

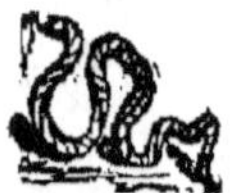

MORSURES D'ANIMAUX.

La morsure de la vipère est la plus mauvaise, à cause du venin dont elle est imprégnée. Il est donc important de la faire soigner de suite par un médecin.

En attendant son arrivée, on peut, si on a sous la main quelqu'un en qui on ait confiance, lui faire sucer la plaie, afin d'en extraire tout le sang vicié, et l'empêcher d'empoisonner le reste du corps. Ce premier pansement n'étant pas sans danger pour le suceur, — on doit de préférence en confier le soin à sa femme, pour n'avoir pas à se reprocher la mort d'un étranger, en cas d'accident.

Les morsures entre journalistes se traitent au moyen de soufflets et de coups d'épée.

Ce mode de traitement présente toutefois l'inconvénient d'ouvrir souvent une seconde plaie, sans réussir à fermer la première.

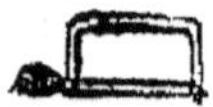

MORVE DES CHEVAUX.

Il y a longtemps que cette maladie aurait cessé d'être contagieuse pour l'homme, si les cochers, jockeys et palefreniers avaient le soin de moucher plus souvent leurs chevaux.

C'est surtout en hiver que cette précaution est indispensable, à cause des rhumes de cerveau que ces pauvres bêtes sont exposées à attraper, en restant continuellement au froid et à la pluie.

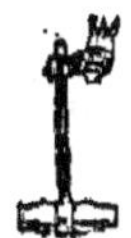

MUGUET.

Le *muguet* vient dans les champs sous forme de fleurs, et dans la gorge sous l'aspect de boutons.

Les enfants sont plus aptes à le cueillir que les grandes personnes, ce qui ne veut pas dire que cette *cueillette* soit sans dangers, au contraire. Il est donc important de veiller à ce qu'ils n'en fassent pas une trop grande provision.

> Faut du *muguet*, pas trop n'en faut,
> L'excès en tout est un défaut.

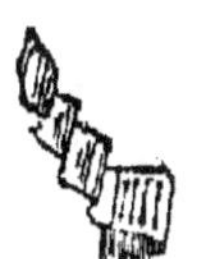

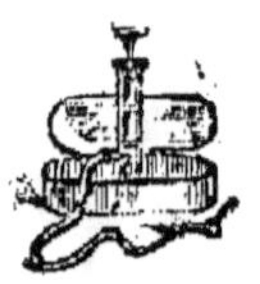

N

NAUSÉES.

C'est le nom poli qu'on donne aux tristes conséquences du mal de cœur.

Les *nausées* peuvent avoir pour origine une cause directe, comme l'indigestion, ou une cause indirecte, comme le mépris.

Ainsi vous avez mangé trop de pommes de terre au lard, *Nausées* par cause directe — indigestion.

Vous venez de lire les articles de tel ou tel crevé de lettres, *Nausées* par cause indirecte — mépris.

Dans les deux cas, le régime à suivre pour éviter les rechutes est issu du même système.

1er *cas*. — Ne plus manger de pommes de terre au lard.

2e *cas*. — Ne plus lire les articles du petit crevé.

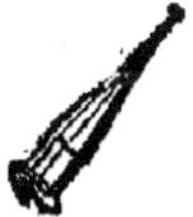

NEZ PUNAIS.

Ceci n'est qu'une infirmité ; mais dont les ennuyeux désagréments sont *sentis* par tout le monde.

Les gens réputés pour ne *pas avoir de nez* y sont exposés comme les autres, ce qui peut paraître surprenant au premier abord, et ce qu'on s'explique encore moins au second.

A Paris, le nombre des personnes affligées de cette affection est incalculable, surtout parmi les lecteurs du *Siècle* et du *Charivari*.

Cela tient probablement à ce qu'ils ont tous Veuillot dans le nez.

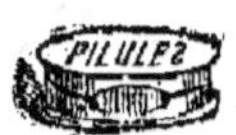

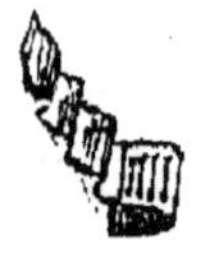

O

OBÉSITÉ.

L'obésité est un embonpoint exagéré, qui provient tantôt du tempérament et tantôt de la manière de vivre. Presque tous les remèdes patronnés par la médecine sont impuissants contre cette affection. Un seul aurait quelque chance d'être efficace; par malheur, il n'est à la portée que des pauvres gens, qui ne mangent pas tous les jours.

Il consiste à se serrer le ventre.

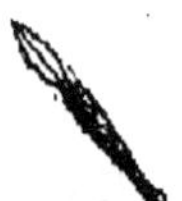

OIGNONS.

Ce sont des végétations qui poussent dans les jardins pota-gers et entre les doigts de pieds. Leur extirpation est souvent douloureuse, — au point que certaines personnes pleurent en les coupant.

Un fait bizarre, c'est que, malgré le soulagement qu'on éprouve après les avoir fait disparaître, il y a des gens qui s'amusent à les faire revenir — dans le beurre !

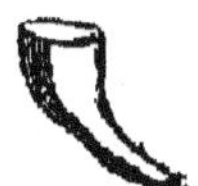

OREILLE (MAUX D').

Les affections de l'oreille, bien qu'ordinairement peu graves, demandent cependant à être soignées dès le début. D'abord, l'oreille étant le siége de l'ouïe, il est bon de la préserver en tout temps des courants d'air et des méchants propos ; les uns et les autres pouvant avoir des désagréments. Un peu de ouate suffit du reste pour s'en garantir.

En outre, les femmes sont sujettes à voir cet organe attaqué chez elles par une maladie incurable, à laquelle ou a donné le nom de *boucles d'oreilles* ou *pendants d'oreilles*. Cette maladie, une fois déclarée, exige des soins coûteux et continuels, sans qu'on puisse jamais en espérer la guérison.

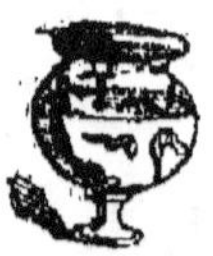

P

PALES COULEURS.

Les pâles couleurs dénotent un sang pauvre. On y remédie de deux façons, — savoir :

A l'intérieur, par l'usage du fer, des viandes noires et du bon vin.

A l'extérieur, par la simple application sur les joues d'une couche de fard.

Ce dernier moyen, étant le plus facile, est naturellement celui auquel on a recours de préférence.

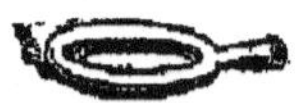

PESTE.

Cette maladie a fait autrefois de terribles ravages. Aujourd'hui, elle a pour ainsi dire disparu de nos climats, et l'on ne se sert plus guère du mot que pour désigner une femme méchante et envieuse.

Par malheur, le nombre de ces *pestes-là* tend à augmenter,

et le besoin d'une poudre insecticide spéciale à cette ver-
mine se fait tous les jours sentir davantage.

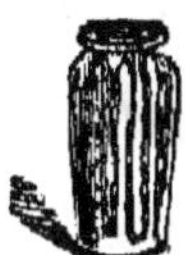

PIEDS (TRANSPIRATION DES).

C'est un désagrément auquel sont exposés les gens qui
marchent beaucoup, — et ceux qui les approchent. En revanche, les culs-de-jatte l'ignorent complétement.

Il en est de même des invalides qui ont des jambes de
bois.

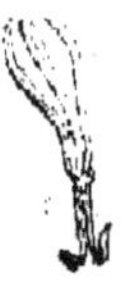

POIREAUX.

Les ménagères en mettent dans le pot-au-feu, et la nature
en fait pousser sur le corps humain.

L'utilité des premiers est moins discutable que celle des
seconds.

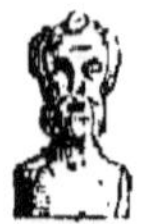

POUX.

On les tue aux enfants; on le tâte aux grandes personnes. En ménage, la femme est tenue d'aimer et de respecter *l'époux* — de son choix.

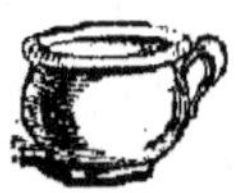

POINT DE COTÉ.

Cette petite indisposition, qui n'a l'air de rien quand elle commence, peut facilement conduire à une fluxion de poitrine. Les gens rangés, soigneux, remplis d'ordre et d'économie, sont plus enclins que les autres à l'attraper. Ils devront donc surveiller avec soin leurs tendances. S'il est sage de se réserver quelque chose pour les jours de la vieillesse, il est ridicule — pour ne pas dire plus — de se mettre inutilement un *point de côté*, car les intérêts qu'on en retire ne consistent guère qu'en quintes de toux.

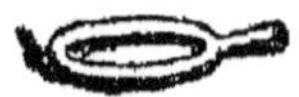

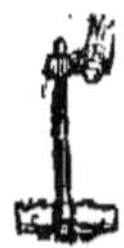

R

RACHITISME.

On donne ce nom à une sorte de ramollissement des os, qui amène tôt ou tard leur affaissement. Les Anglais y sont plus exposés que nous, à cause de leurs habitudes de boxe. Il est de toute évidence que rien ne doit tendre à ramollir un os comme un coup de poing.

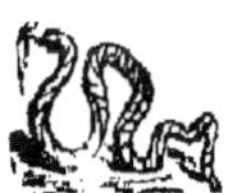

RAGE.

C'est à tort que la généralité des médecins fait remonter au chien la responsabilité de cette terrible maladie. L'homme est de lui-même un être assez haineux, pour qu'il lui soit possible de s'inoculer la *rage* sans avoir besoin de l'aide de personne. De là à l'inoculer à d'autres, il n'y a qu'un pas.

Aussi est-il plus logique de croire que c'est l'homme qui la donne au chien, et non le chien à l'homme.

Ceci admis, de même que, dans tout crime, la justice dit : *Cherchez la femme*, dans tout cas de chien enragé, les médecins devraient dire : Cherchez le maître.

Et une fois le maître trouvé, le faire abattre — au lieu du chien.

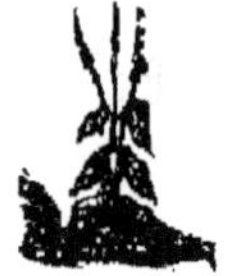

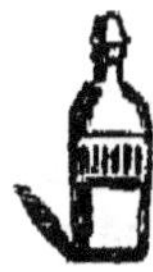

s

SAIGNEMENT DE NEZ.

Ainsi que son nom l'indique, le *saignement de nez* est un écoulement de sang par le nez. Le meilleur moyen de remédier à cette petite indisposition est des plus simples. Il suffit de se boucher le nez pour empêcher le sang de sortir.

SCORBUT.

Cette maladie est caractérisée par une profonde décomposition du sang, dont les effets visibles sont l'enflure exagérée des gencives et la chute des dents.

Les personnes qui font usage de rateliers sont naturellement exemptes de ces désagréments ; leur sang ne se décompose pas moins, mais elles conservent jusqu'à la fin des gencives roses et des dents blanches.

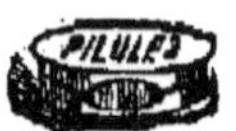

SUEUR RENTRÉE.

C'est le commencement d'une maladie qui peut devenir grave. Nos pores n'aiment pas à reprendre ce qu'ils ont donné, — surtout quand il s'agit de sueur.

Il est donc très-important d'avoir toujours l'œil ouvert sur sa transpiration, afin d'être à même d'en réprimer les plus petits écarts.

Le mieux serait encore de ne pas suer du tout, mais la chose est difficile par le temps de revalescière qui court.

SYNCOPE.

C'est la grande ressource des femmes dans les occasions difficiles. Les maris inexpérimentés sont alors sujets à perdre la tête ; ils vont et viennnent, prodiguent le vinaigre et l'eau de mélisse, chatouillent le creux de la main de leur femme, demandent pardon, etc., etc., le tout en pure perte, la plupart du temps.

Ces petits moyens n'ont aucun effet sur la syncope. Nous avons guéri, nous, la semaine dernière, un académicien en lui demandant de nous prêter cent sous. Il s'est même sauvé sans nous répondre.

Aux grands maux, les grands remèdes.

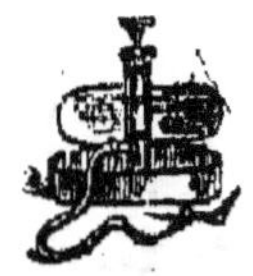

T

TRANCHÉES.

On donne ce nom à des douleurs d'entrailles, dont les soldats en garnison, dans les places fortes, sont fréquemment assiégés en temps de guerre.

Elles disparaissent ordinairement aux premiers préliminaires de paix.

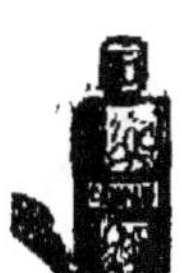

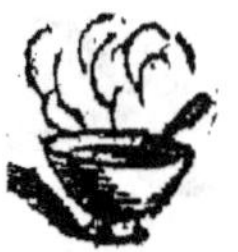

U

ULCÈRES.

Les *ulcères* ont pour cause prédominante un sang vicié ; or, comme le feu purifie tout, il est clair que, pour guérir les *ulcères*, il faut les brûler.

Cette règle a cependant une exception.

Lorsque c'est le cœur qui est ulcéré, il convient au contraire de rafraîchir la plaie au moyen de fréquents cataplasmes de farine de contentements imbibés de quelques gouttes d'huile de petits bonheurs.

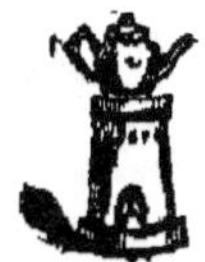

V

VAPEURS.

Cette maladie affecte plus spécialement les femmes et les chaudières. Elle peut causer de très-grands ravages en éclatant à l'improviste, à moins qu'on ait eu la précaution de munir préalablement la chaudière d'une soupape et la femme d'un mari.

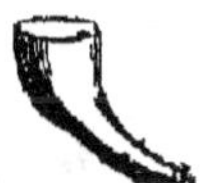

VARICES.

Elles viennent généralement aux jambes, où il est d'usage de les soutenir au moyen d'un bas en caoutchouc. L'*avarice* du cœur est d'une espèce toute différente; elle demande, au contraire, à être vivement combattue.

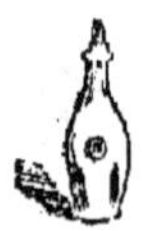

VERS.

Les enfants et les poètes y sont plus particulièrement exposés.

On traite les premiers à grands renforts d'ail, et les seconds par l'application d'un comité de lecture sur l'enthousiasme.

Cette médication énergique fait sortir les vers chez les enfants et les fait rentrer chez les poètes.

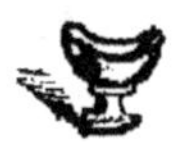

VERTIGE.

C'est la maladie des gens haut placés. Les couvreurs, les ministres, les maçons et les millionnaires y sont perpétuellement exposés. On n'en guérit qu'en tombant; il est vrai qu'on peut en mourir aussi, ou tout au moins se casser un membre.

En thèse générale, du reste, il vaut mieux tomber en disgrâce que du haut d'une maison — c'est moins dangereux.

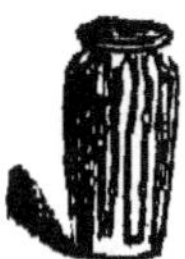

VESSIE.

Éviter avec soin de la prendre pour une lanterne.

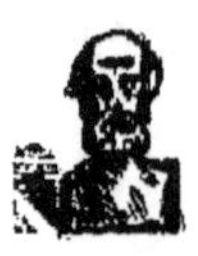

Y

YEUX (MAUX D').

Les yeux sont sujets à diverses maladies qu'il est bon de ne pas négliger si l'on tient à conserver la vue.

L'usage habituel est de les ouvrir pour regarder, et de les fermer pour dormir.

Nos lecteurs feront bien de se conformer à l'usage en attendant qu'on trouve mieux.

N.-B. Les aveugles ne connaissent pas les maladies des yeux.

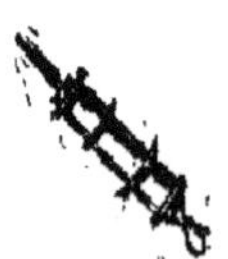

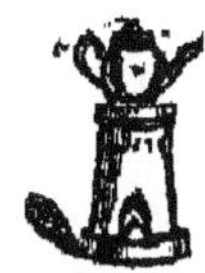

CONCLUSION.

Nous sommes arrivés à la fin de ce manuel de santé, dans lequel nous avons hardiment posé les bases d'une médecine nouvelle :

L'IDIOPATHIE.

Que ceux qui ont eu la patience de nous suivre au milieu de toutes les maladies que nous avons successivement passées en revue se recueillent et jugent.

Quant à nous, heureux d'avoir instruit nos semblables, nous attendons de l'avenir la récompense de nos travaux, et du présent un éditeur de bonne volonté.

L'un et l'autre ne nous manqueront pas.

L'ALLOPATHIE SE MEURT — L'HOMŒOPATHIE EST MORTE

VIVE L'IDIOPATHIE !

Tours. — Impr. E. Mazereau, rue Richelieu, 11.

LA STÉNOGRAPHIE

SANS MAITRE

Ou l'art d'écrire aussi vite que l'on parle

ENSEIGNÉ EN DIX LEÇONS

Par A. ROBY, Sténographe officiel

Par la méthode la plus simple et la plus rationnelle, mise à la portée
de toutes les intelligences.

Ce beau volume illustré contient plus de MILLE bois gravés
dans le texte. Il comble une véritable lacune dans l'enseignement moderne.

Mais ce qui rend cet ouvrage véritablement précieux et le
distingue de toutes les méthodes publiées jusqu'à ce jour,
c'est l'absence de tout pédantisme dans son enseignement.

C'est une causerie amicale avec le lecteur et une recherche
de la sténographie naturelle, qui peut s'apprendre en
QUELQUES HEURES, sans effort et sans ennui.

La *Sténographie sans maître,* que les journaux les plus
influents ont recommandée dans des articles spéciaux, forme
un beau volume in-octavo, du prix de 3 francs, édité par la
librairie du *Petit Journal.*

On l'expédie, soigneusement emballé, *franco,* par la poste,
contre demande affranchie, accompagnée de mandat ou
timbres-postes, à l'adresse du Directeur de la Librairie du
Petit Journal.

Tours. — Imp. Mazereau, rue Richelieu, 11.